BEI GRIN MACHT SICH IHR
WISSEN BEZAHLT

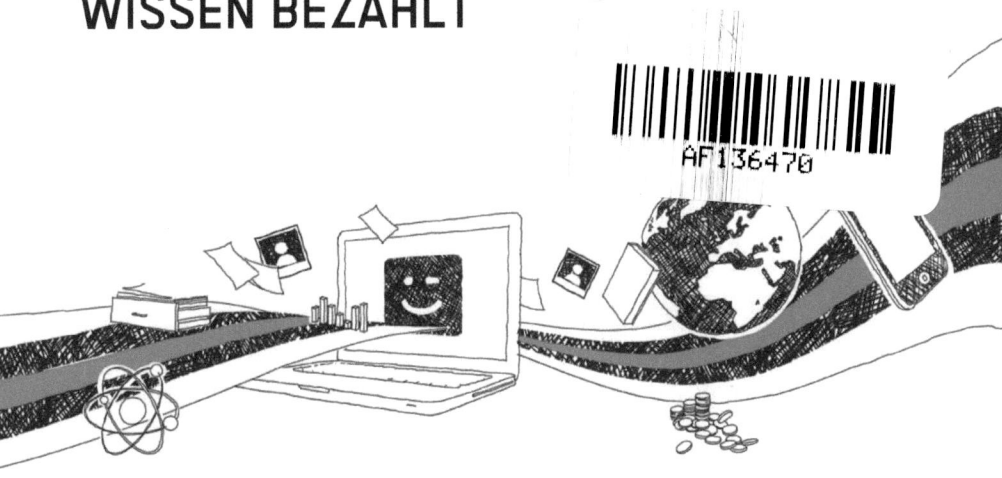

- Wir veröffentlichen Ihre Hausarbeit,
  Bachelor- und Masterarbeit

- Ihr eigenes eBook und Buch -
  weltweit in allen wichtigen Shops

- Verdienen Sie an jedem Verkauf

Jetzt bei www.GRIN.com hochladen
und kostenlos publizieren

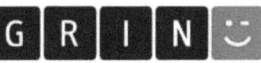

Vegane Ernährung in der Schwangerschaft. Auswirkungen auf Mutter und Kind

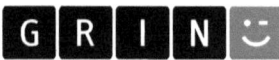

Bibliografische Information der Deutschen Nationalbibliothek:

Die Deutsche Nationalbibliothek verzeichnet diese Publikation in der Deutschen Nationalbibliografie; detaillierte bibliografische Daten sind im Internet über http://dnb.d-nb.de abrufbar.

ISBN: 9783346295842
Dieses Buch ist auch als E-Book erhältlich.

Druck und Bindung: Books on Demand GmbH, Norderstedt Germany
Gedruckt auf säurefreiem Papier aus verantwortungsvollen Quellen

Das vorliegende Werk wurde sorgfältig erarbeitet. Dennoch übernehmen Autoren und Verlag für die Richtigkeit von Angaben, Hinweisen, Links und Ratschlägen sowie eventuelle Druckfehler keine Haftung.

Das Buch bei GRIN: https://www.grin.com/document/955668

Bachelor Thesis im Studiengang B.A.
Bildungswissenschaften
Fachbereich Ernährung und Verbraucherbildung

Vegane Ernährung in der Schwangerschaft
Auswirkungen auf Mutter und Kind

Vorgelegt am: 03.09.2020

Inhaltverzeichnis

III

Abkürzungsverzeichnis

ADA	Academy of Nutrition and Dietetics
AHS-2	Adventist Health Study 2
ALA	Alpha-Linolensäure
BfR	Deutsches Bundesinstitut für Risikobewertung
BMI	Body-Mass-Index
D-A-C-H	Referenzwerte für die Nährstoffzufuhr der deutschen, österreichischen und schweizerischen Ernährungsgesellschaften
DGE	Deutsche Gesellschaft für Ernährung
DHA	Docosahexaensäure
EPA	Eicosapentaensäure
EPIC-Oxford	European Prospective Investigation into Cancer and Nutrition (Prospektive europäische Studie)
EVM	European Vegetarian Union
G	Gramm
KCAL	Kilokalorie
KG	Kilogramm
LA	Linolsäure
MG	Milligramm
MUFA	Monounsaturated Fatty Acid (einfach ungesättigte Fettsäuren)
µ	Mikrogramm
NVS	Nationale Verzehrsstudie
ÖGE	Österreichische Gesellschaft für Ernährung
PUFA	Polyunsaturated Fatty Acid (mehrfachungesättigte Fettsäuren)
ProVeg	(Pro = dafür; Veg = alle Formen der pflanzlichen Lebenweise)
SAFA	Saturated Fatty Acid (gesättigte Fettsäuren)
T3	Trijodthyronin
T4	Thyroxin
VDD	Verband der Diätassistenten
VEBU	Vegetarierbund Deutschland
VUD	Vegetarier-Union Deutschlands
WHO	World Health Organisation (Weltgesundheitsorganisation)

Tabellenverzeichnis

Abbildungsverzeichnis

Einleitung

„Nichts wird die Gesundheit der Menschen und die Chance auf ein Überleben auf der Erde so steigern wie der Schritt zur vegetarischen Ernährung." ~ Albert Einstein

Eine rein pflanzliche Ernährung findet ausweitend ein stärkeres öffentliches und ein beginnendes politisches Interesse (Leitzmann, 2018, S. 2). Laut einigen Experten wird der Veganismus bereits vor Ende dieses Jahrhunderts aus ethischen Anliegen, gesundheitlichen sowie ökologischen Gründen die einzig vertretbare und somit dominierende Ernährungsform sein (ebd. S. 2). Weltweit wird die Anzahl der vegetarisch beziehungsweise vegan lebenden Menschen auf eine Milliarde geschätzt. Die internationale Ernährungsorganisation (ProVeg) geht aktuell von rund 8 Millionen Vegetarier*Innen in Deutschland aus, davon ernähren sich etwa 1-2% vegan (ProVeg, 2019). Hinsichtlich der gestiegenen Nachfrage bietet der Handel derweil eine breite Auswahl an speziellen veganen Fertig- und Ersatzprodukten an wie Ei- und Ersatzprodukte, Fleisch- und Käseimitate und Pflanzendrinks. Diese ahmen tierischen Produkten im Aussehen, Geschmack oder auch technologischen Eigenschaften nach (ÖGE, 2020). Diese Produkte sind zum Teil mit Fett, Salz, Zucker und Zusatzstoffen versehene, hoch verarbeitete Erzeugnisse. Somit ist ihr ernährungsphysiologischer Wert teilweise ungünstig (DGE aktuell, 2016). Es gibt mittlerweile zahlreiche vegane Kochbücher und Kochblogs, auch werden zunehmend vegane Gerichte in der Gastronomie angeboten. Der starke Anstieg des Interesses an einer veganen Ernährungsweise lässt sich durch unterschiedliche Entwicklungen erklären, die alle mit dem enormen Verzehr tierischer Produkte in Verbindung gebracht werden: der Gesundheitsstatistiken zufolge stetig steigende Anzahl der Patienten mit ernährungsbedingten Zivilisationskrankheiten, Medienberichte über Massentierhaltung, Klimawandel sowie Ressourcenverschwendung bringen Menschen zum Reflektieren der eigenen Ernährungs- und Lebensweise (Englert & Siebert, 2016, S. 7). Bei einer Schwangerschaft ist immer eine Anpassung der Ernährung erforderlich, weil der Bedarf gewisser Nährstoffe ansteigt. Jedoch gilt dies für jede Ernährungsweise.

Inwiefern ist eine vegane Ernährung in der Schwangerschaft ohne Nährstoffdefizite praktizierbar, sodass Mutter und Kind optimal versorgt und gesund sind und welche Vorteile bietet diese Ernährungsform?

In der Thesis wird zunächst ein Blick auf die theoretischen Grundlagen (Definitionen, historische Entwicklung, Formen sowie Motive einer veganen Ernährung) geworfen, um erstmal einen Einblick in diese Bereiche gewinnen zu können. Hierbei möchte ich erwähnen, dass der Veganismus eine strenge Form des Vegetarismus ist und diese Begriffe im Verlauf der Thesis als bedeutungsgleich verstanden werden können. Im Hinblick auf die Schwangerschaft sollen die kritischen Nährstoffe näher erläutert werden, wobei der Fokus auf Vorkommen und Zufuhrempfehlungen der einzelnen Makronährstoffe, Vitamine und Mineralstoffe liegt, um mögliche Auswirkungen auf Mutter und Kind vorbeugen zu können. Außerdem wird der positive Einfluss veganer Ernährung auf ernährungsmitbedingte Krankheiten dargestellt. Nach dem aktuellen Forschungsstand folgen die Hypothesen meiner Interviews, die im Rahmen der Thesis mit einer Diätassistentin, Ärztin für Geburtshilfe und Ernährungsberaterin durchgeführt worden sind. Ein viertes und letztes Interview wurde mit einer Laiin durchgeführt, die sich während ihrer Schwangerschaft vegan ernährt hat. Die Interviews dienen als eine Art Ergänzung zu der in der Fachliteratur genannten Aspekte. Abschließend kommt die Diskussion, und im Anschluss der Anhang mit den Transkriptionsregeln, den transkribierten Interviews sowie der eidesstattlichen Erklärung. Die vorliegende Thesis ist vorwiegend auf Fachliteratur basierend, ergänzt von einem kleinen empirischen Teil.

1. Theoretischer Hintergrund

Zunächst werden die Begriffe Vegetarismus und Veganismus näher beschrieben, gefolgt von einem Rückblick in die historische Entwicklung dessen. Es werden die verschiedenen Formen und Motive für eine vegetarische oder vegane Ernährung erläutert, anschließend werden die Auswirkungen einer veganen Ernährung auf Mutter und Kind während der Schwangerschaft thematisiert. Hierbei liegt der Fokus auf den kritischen Nährstoffen, deren Zufuhrempfehlungen und möglichen Mangelerscheinungen. Ferner soll der Einfluss einer veganen Ernährung auf ernährungsmitbedingte Krankheiten aufgezeigt werden.

1.1. Wortetymologie: Abgrenzung des Veganismus zum Vegetarismus

Der Begriff *Veganismus* ist für eine Vielzahl von Mischköstlern (Personen, deren Kost pflanzliche und tierische Produkte gleichermaßen enthält) oft nicht einheitlich abgrenzbar vom Begriff des *Vegetarismus*. Zunächst einmal muss der Ursprung der Bezeichnung *vegetarisch* beschrieben werden, um die Entstehung des Begriffs *vegan* erklären zu können (Leitzmann, 2018, S. 13).

Der Begriff des *Vegetarismus* kommt im Sprachgebrauch erstmalig etwa um 1850 vor, obwohl vegetarische Gemeinschaften schon in der Antike existierten (ebd. S.13).

Es wird auch angenommen, dass der Ausdruck *Vegetarier* aus dem Lateinischen *vegetare* (= beleben) bzw. *vegetus* (= frisch, lebendig und belebt) kommt. Darunter ist eine lebendige und belebende Ernährungs- und Lebensweise zu verstehen, in der außer pflanzlichen Lebensmitteln nur solche Produkte verzehrt werden, welche vom lebenden Tier stammen, wie Eier, Honig und Milch. Demzufolge verstand der Philosoph Pythagoras, der zugleich auch Begründer des ethischen Vegetarismus ist, die fleischlose Kostform (Leitzmann, 2018, S. 13f.).

Der Begriff des *Veganismus* hingegen existiert erst seit dem Jahre 1944. Davor wurden Menschen, die eine rein pflanzliche Ernährungsweise auslebten, meist der Kategorie der Vegetarier zugeordnet (Leitzmann, 2018, S. 9). Donald Watson, ein milchfreier Vegetarier aus Großbritannien, stellte 1944 den Ausdruck *vegan* auf, der eine Abwandlung aus der Bezeichnung *vegetarian* ist. Watson gründete im selben Jahr zusammen mit Elsie Shrigley die *Vegan Society* und veröffentlichte erstmalig die Quartalszeitschrift *The Vegan News* (Leitzmann, 2018, S. 14).

Der Veganismus ist ein Lebensstilkonzept, welches mehr als die Auswahl und die Zubereitung von Lebensmitteln umfasst (Leitzmann, 2018, S. 9). Prinzipiell werden alle Produkte gemieden, für die Tiere herangezogen oder gar werden müssen, beispielsweise Daunen, Leder oder Wolle (ebd. S. 9). Darüber hinaus befasst sich der Veganismus mit weiteren Aspekten wie der körperlichen Aktivität, Umweltanliegen und insbesondere Tierrechten. Die Annahme, dass eine vegane Lebensweise zu einer Unterversorgung mit gewissen Nährstoffen führen kann, beruhte in der Vergangenheit auf Einzelfällen, Vermutungen und Vorurteilen. Diese wurden mit der Zeit wissenschaftlich durch verschiedene Untersuchungen an Veganer*Innen sowie groß angelegten Studien widerlegt (Leitzmann, 2018, S. 9f.).

1.2. Historische Entwicklung des Veganismus

Im Folgenden gibt es einen Überblick der historischen Entwicklung des Veganismus, um die Ursprünge der Ernährungs- und Lebensweise besser nachvollziehen zu können. Zuerst wird auf die Anfänge eingegangen, gefolgt von dem Zeitalter der Industrialisierung und der Zeit von 1933 bis zum Ende des 20. Jahrhunderts. Anschließend wird die Entwicklung des Veganismus in der Gegenwart näher beschrieben.

1.2.1. Anfänge

Vor etwa 55 Millionen Jahren ernährten sich unsere frühsten Vorfahren primär von Insekten, wobei sich der Anteil pflanzlicher Kost, besonders durch stärkehaltiges Getreide im Ackerbauzeithalter vor 12000 Jahren erhöhte (zusammenfassend s. Leitz-

3

mann & Keller, 2020, S. 43). Möglicherweise haben sich einige der bedeutenden Persönlichkeiten aus der Vergangenheit, die eine pflanzliche Kost praktiziert und diese auch empfohlen haben, vegan ernährt. Da keine nachgewiesenen Schriften oder Dokumente über ihr Essverhalten vorliegen, werden sie insgemein als Vegetarier bezeichnet. Demnach beinhaltet eine historische Beschreibung des Vegetarismus auch eine Darstellung des Veganismus (Leitzmann, 2018, S. 32).

Die ersten Impulse für eine fleischlose Ernährung gingen im 6. Jahrhundert v. Chr. von der Orphik, einer mystischen Strömung und Erlösungsreligion aus, die sich auf den Dichter und Sänger Orpheus berief (Leitzmann & Keller, 2020, S. 45). Die Anhänger dieser vermieden den Verzehr alles Beseelten. Nebst Fleisch durften sie ebenfalls keine Eier verzehren oder Wolle tragen. Zugleich wirkten Persönlichkeiten wie Buddha, Konfuzius und Laotse im gleichen Zeitraum, wobei das Meiden von Fleisch auf dem Glauben an die Reinkarnation sowie Seelenwanderung basierte (Leitzmann, 2018, S. 32).

Pythagoras (Philosoph, etwa 570-510 v. Chr.) war für seine pflanzliche Ernährung und bescheidene Lebensweise bekannt. Dieser Lebensstil wurde bis Anfang des 20. Jahrhunderts als *Pythagoräismus* bezeichnet. Sowohl mit seinen Gedanken als auch Lehren hat er zahlreiche Zeitgenossen sowie Gelehrte diesbezüglich prägen können (ebd. S. 32). Schon damals deutete Hippokrates auf gesundheitliche Folgen eines zu hohen Fleischverzehrs hin, so verordnete er Fasten, Obst, rohes Gemüse sowie Vollkornbrot und Wasser. Die aktuellen Ernährungsempfehlungen, wie beispielsweise die Vollwert-Ernährung, orientieren sich stark an dem historischen Modell von Hippokrates (Leitzmann, 2018, S. 33).

1.2.2. Das Zeitalter der Industrialisierung

Zahlreiche Persönlichkeiten waren der starken Überzeugung, dass der menschliche Körper den Tempel Gottes darstellt und nicht durch Ungesundes wie Alkohol, Fleisch und Tabak verunreinigt werden darf (Leitzmann, 2018, S. 34). Seit 1850 nahm der Fleischkonsum kontinuierlich zu. Die Veränderungen der Essgewohnheiten gingen mit einer Vielzahl von Zivilisationskrankheiten einher. Folglich wurde zur Aufrechterhaltung des Allgemeinwohls eine Ernährungsreform eingeführt, wobei mehr gesundheitliche Motive vordergründig waren (Leitzmann, 2018, S. 34f.).

Der erste vegetarische Verein Deutschlands, der *Verein für natürliche Lebensweise* wurde 1867 gegründet. Hier sollten die Menschen infolge von Publikationen und Schriften vom Verzehr pflanzlicher Kost überzeugt werden (Leitzmann, 2018, S. 35). Darüber hinaus wurde pflanzliche Kost als eine Möglichkeit angesehen, um soziale

Missstände zu beseitigen - die ärmere Bevölkerungsschicht solle sich pflanzlich ernähren, da es zum einen kostengünstiger als tierische Kost sei und um die Schere
zwischen Arm und Reich zu verringern (ebd. S.35).

Im Jahre 1884 existierten in Deutschland 11 lokale Vegetarier-Vereinigungen, so er-
reichte der Vegetarismus in Europa und den Vereinigten Staaten gegen Ende des 19.
Jahrhunderts eine ausgedehnte Öffentlichkeit (ebd. S. 35). Angesichts der steigenden Nachfrage nach naturbelassenen Lebensmitteln seitens der Vegetarier wurden
1887 die ersten Reformwarenläden und vegetarischen Restaurants geschaffen
(Leitzmann, 2018, S. 36).

1.2.3. Von 1933 bis zum Ende des 20. Jahrhunderts

Der Deutsche Vegetarier-Bund wurde im Jahre 1935 durch dessen Mitglieder aufge-
löst, um der anstehenden Gleichschaltung durch die Nationalsozialisten entgegenzuwirken. Nach dem Zweiten Weltkrieg entstand eine Neuorganisation, die sogenannte
Vegetarier-Union Deutschlands (VUD) etablierte sich in 1946 (Leitzmann & Keller,
2020, S. 61). Als ausreichend tierische Produkte vorhanden waren, kam es in den
1950ern zu der ‚Fresswelle' und der daraus resultierenden Auswirkungen. Daraufhin
kam es zu einer Änderung der Sichtweisen, so wurde die Ressourcenverschwendung
in der Fleischproduktion als eine Umweltkatastrophe und zugleich als Ausbeutung
der Dritten Welt empfunden (Leitzmann, 2018, S. 38). Viele Vegetarier haben sich ab
Mitte der 1970er Jahre den aufkommenden Umweltschutz- und Ökologiebewegun-
gen angeschlossen, auch haben sie versucht die Mitmenschen zu Verhaltensverän-
derungen zu veranlassen (ebd. S. 38). Die Vegetarier-Union Deutschlands wurde
1985 wieder umbenannt in Vegetarier-Bund Deutschlands (VEBU) (Leitzmann & Keller, 2020, S. 61). Es entstanden Einkaufsgemeinschaften von Verbrauchern (Food
Coops), aus denen sich die ersten Naturkostläden entwickelten (Leitzmann, 2018, S.
39). Hier wurden Fertiggerichte aus ökologisch angebauten Zutaten, vegetarische sowie vegane Brotaufstriche und Sojaprodukte angeboten (ebd. S. 39).

1.2.4. Gegenwart

Eine Tierrechtsbewegung mit veganen Anhängern entwickelte sich in den 1990er
Jahren. Es handelte sich um einen Rückgang des Fleischverzehrs um mehr als 10%,
weshalb dieser Zeitraum auch als die Blütezeit der Vollwert-Ernährung galt (Leitzmann, 2018, S. 39).

Eine letzte Namensänderung der organisierten deutschen Vegetarier*Innen und Veganer*Innen erfolgte im Jahre 2017. Der *VEBU* wurde für eine bessere internationale
Vernetzung umbenannt in *ProVeg* (Leitzmann, 2018, S. 41). Die Vegetarian Society

brachte im Jahre 2017 eine entsprechende Handelsmarke (Vegatarian Society approved vegan trademark) für vegane Dienstleistungen sowie Produkte auf den Markt. Das älteste Gütesiegel (Vegan Trademark) für vegane Produkte gibt es bereits seit 1990, welches durch die Vegan Society in Großbritannien vergeben wurde. Das V-Label der European Vegetarian Union (EVU) ist das in Deutschland bekannteste Gütesiegel für sowohl vegetarische als auch vegane Produkte. ProVeg e.V. in Deutschland ist für die Vergabe des Labels zuständig (zusammenfassend siehe Leitzmann & Keller, 2020, S. 69f.).

Der Konsum pflanzlicher Lebensmittel ist seit dem Jahr 2000 deutlich beliebter geworden. Insbesondere junge, weibliche und gebildete Personen der Bevölkerung tragen zu einer verbreiteten pflanzlichen Ernährungsweise bei. Zudem praktizieren immer mehr Berühmtheiten aus den Bereichen Kunst, Politik sowie Sport einen veganen Lebensstil, ferner unterstützt durch diverse soziale Medien (Leitzmann, 2018, S. 40). Immer mehr Menschen beschäftigen sich mit Ernährungstrends. Laut den befragten Expert*Innen gewinnt die vegane und pflanzenbasierte Ernährung besonders in der Sporternährung und klinischen Ernährung an Bedeutung. Beobachtungen zufolge suchen Konsument*Innen vermehrt nach alternativen Proteinlösungen (Ernährungsumschau, 2020, S. 10).

1.3. Formen veganer Ernährung

Aufgrund von unterschiedlichen Entwicklungen, Motiven sowie Zielen gibt es nicht ‚die eine' Form des Vegetarismus. Hingegen wird eine Vielzahl von Ernährungs- und Lebensweisen unterschieden (Leitzmann & Keller, 2020, S. 22). Ein wesentliches Kriterium bei der Einteilung vegetarischer Ernährungsweisen ist die Lebensmittelauswahl, bei der alle vegetarische Kostformen Nahrungsmittel von getöteten Tieren meiden (vgl. Leitzmann & Keller, 2020, S. 22). Während die Gruppe der Ovo-Lacto-Vegetarier neben pflanzlichen Lebensmitteln auch Eier und Milchprodukte verzehren, verzichten Lacto-Vegetarier auf Eier. Eine eher selten vorkommende Gruppe sind die Ovo-Vegetarier, die pflanzliche Nahrungsmittel sowie Eier verzehren, Milchprodukte allerdings ablehnen (Schlieper, 2017, S. 409).

Unter Veganer*innen sind strenge Vegetarier*innen zu verstehen, die sich lediglich von pflanzlichen Lebensmitteln ernähren (Löbbert, Hanrieder, Berges & Beck, 2013, S. 409) (s. Tabelle 1: Formen vegetarischer Ernährung).

Prinzipiell ist der Veganismus eine homogene Ernährungsweise, bei der es jedoch Abweichungen gibt (Leitzmann, 2018, S. 14). Im Weiteren sollen verschiedene Gruppen der Veganer*innen unterschieden werden.

Tabelle 1: Formen vegetarischer Ernährung (modifiziert nach Leitzmann & Keller, 2020, S. 23).

Bezeichnung	Meiden von
Ovo-Lakto-Vegetarier	Fleisch und Fisch
Lakto-Vegetarier	Fleisch, Fisch und Eier
Ovo-Vegetarisch	Fleisch, Fisch, Milch & Milchprodukte
Veganer*innen	Alle vom Tier stammenden Lebensmittel (Fleisch, Fisch, Milch, Eier, Honig)

1.3.1. Konsequente Veganer

Unter konsequenten Veganer*Innen werden strenge, strikte und traditionelle Veganer*Innen verstanden, die sich rein pflanzlich ernähren und keine tierischen Produkte verwenden (Englert & Siebert, 2016, S. 15). Erzeugnisse wie etwa Honig, Bienenwachs, Gelatine und Produkte wie Leder, Seide oder Wolle werden von ihnen nicht verwendet. Hinzu kommt, dass Einrichtungen und Handlungen, die als Ausbeutung oder Missbrauch der Tiere empfunden werden, ebenfalls abgelehnt werden. Hierunter fallen Hahnenkämpfe, Zoos, Jagd sowie Tierversuche aller Art (Leitzmann, 2018, S. 15). Darüber hinaus setzen sie sich für diverse globale Anliegen der Gegenwart und Zukunft ein, hierunter fallen Ressourcenschonung, Tierrecht und Umweltschutz (Ruby et al. 2013; zitiert nach Englert & Siebert, 2016, S. 15).

1.3.2. Pudding-Veganer

Pudding-Veganer*Innen ernähren sich wie die konsequenten Veganer*Innen rein pflanzlich, jedoch handelt es sich bei der Lebensmittelauswahl um stark verarbeitete pflanzliche Lebensmittel mit einer hohen Nahrungsenergiedichte. Die Verarbeitung dieser Produkte hat eine Reduzierung der Mineralstoffe, sekundären Pflanzenstoffe sowie Spurenelementen und Vitamine zur Folge, die langfristig latente Mängel mit sich bringen kann (Leitzmann, 2018, S.16).
Maßgeblich für diesen Veganer-Typ sind ethische Gründe, wobei die gesundheitlichen Aspekte eine eher untergeordnete Rolle spielen (Schwink 2014; zitiert nach Englert & Siebert, 2016, S. 16).

1.3.3. Fruganer

Fruganer (auch Frutarier oder Fruitarier genannt) sind ebenfalls konsequente Veganer*innen, allerdings mit weiteren Kriterien bei ihrer Lebensmittelauswahl. Sie ernähren sich auf Basis von Früchten und Obst, die bei der Ernte ohne Beschädigung der Pflanze gewonnen werden (Leitzmann, 2018, S. 17).

Hierzu zählen vom Baum oder Strauch gefallene Beeren und Früchte, Gemüsefrüchte wie (Auberginen, Gurken und Tomaten), Hülsenfrüchte sowie Blätter, Samen und Nüsse. Gemieden werden Blätter, Knollen und Wurzeln von Nahrungspflanzen wie z.B. Kartoffeln, Möhren und Steckrüben, die während der Ernte zerstört werden oder Getreidesorten wie Hafer und Weizen, deren Stammpflanze bereits während der Ernte abgestorben ist (zusammenfassend s. Englert & Siebert, 2016, S. 15).

1.3.4. Roh-Veganer

Auch die Roh-Veganer*Innen sind konsequente Veganer*Innen, die frische und nicht erhitzte pflanzliche Nahrung bevorzugen. Hierzu zählen neben Obst und Gemüse auch Kräuter, Sprossen, Wildpflanzen und milchsauer vergorene Lebensmittel wie Bohnen und Sauerkraut. Einbezogen werden auch Trockenfrüchte und kaltgepresste Pflanzenöle, die beim Herstellungsprozess eine gewisse Hitzezufuhr (40-42°C) erfordern (zusammenfassend s. Englert & Siebert, 2016, S. 15).

Zudem können Rohveganer*Innen in solche unterteilt werden, die Getreide miteinbeziehen oder nicht, sowie in Rohköstler, die ebenfalls rohes Fleisch und Fisch bevorzugen (Leitzmann, 2018, S.17).

1.3.5. Honig-Veganer

Die sogenannten Honig-Veganer*Innen verzehren trotz einer veganen Lebensweise Honig. Die Hauptmotivation hierfür liegt darin, durch den Verzehr von Bienenprodukten wie etwa Bio-Honig die ökologische Bienenhaltung zu unterstützen (zusammenfassend s. Englert & Siebert, 2016, S.16).

1.3.6. Pesco-Veganer

Dieser Veganer-Typ verzehrt zusätzlich Fisch und andere Meeresfrüchte. Der Grund für diese Entscheidung beruht auf Erkenntnissen aus Studien, die die geringste Sterberate aufzeigen (Leitzmann, 2018, S. 18). Vermutlich sind die positiven Wirkungen der Omega-3-Fettsäuren stärker als die Belastung der Meerestiere mit Schwermetallen. Einige Studien mit Pescos zeigten die niedrigste Rate an Darmkrebs (ebd. S.18).

1.3.7. Flexiganer

Diese Gruppe der Veganer*Innen wird auch als moderate oder Teilzeit-Veganer*Innen bezeichnet, wenn sie weniger als 5% ihrer täglichen Nahrung aus tierischen Produkten beziehen (Waldmann et al. 2003; zitiert nach Englert & Siebert, 2016, S. 16f.).

Erwähnenswert ist, dass sie weniger tierische Produkte verzehren als der Durchschnittsbürger und somit positiv zu ihrer Gesundheit und der Umwelt beitragen (Leitzmann, 2018, S. 19).

1.3.8. Freeganer

Freeganer lehnen Produkte aus dem kommerziellen Handel ab, sie greifen vielmehr auf abgelaufene oder weggeworfene Produkte (sogenanntes Containern), ergänzt durch selbstangebaute Lebensmittel. Sie beklagen die Überproduktion und Verschwendung von Lebensmitteln und wollen darauf aufmerksam machen (Englert & Siebert, 2016, S. 17f.).

1.4. Motive von Veganern

Es gibt vielschichtige Gründe, Vegetarier zu werden. Diese werden durch eigene Anliegen, Erfahrungen sowie Erwartungen und Überlegungen bestimmt (Leitzmann & Keller, 2020, S. 28). Nachfolgend sollen die verschiedenen Motive für eine vegane Ernährung unterschieden werden.

1.4.1. Ethische Aspekte

„Es ist über alle Maßen schlecht und abscheulich, Tieren die Kehlen durchzuschneiden, sich mit ihrem Mord zu besudeln und sie zu kochen, nicht etwa aus Not und um unser Leben zu erhalten, sondern aus Wollust und Genusssucht." (Porphyrios 233-304; zitiert nach Leitzmann 2018, S. 32).

Eine der häufigsten Motive, sich vegan zu ernähren, basieren auf ethischen Überzeugungen. Diese sind besonders von der Empathie gegenüber Tieren sowie der Ablehnung des Tötens geprägt (Leitzmann & Keller, 2020, S. 29). Das Phänomen der Massentierhaltung wird von vielen Veganer*Innen abgelehnt. Zudem sind Berichte von Medien, Tierschutzorganisationen und Vereinen ausschlaggebend für sie, da Informationen über nicht artgerechte Tierhaltung und Tiertransporte zu einem steigenden Bewusstsein in der Bevölkerung beitragen (zusammenfassend s. Englert & Siebert, 2016, S. 22. Im Zusammenhang mit ethischen Aspekten sind auch religiöse Aspekte zu nennen. Gemäß einer Bevölkerungsbefragung in Indien (2014) lebten etwa 30% der Bevölkerung vor dem Hintergrund verschiedener Religionen auf Basis einer fleischlosen Kostform. Sie sehen den Fleischverzehr als religiöses Tabu und das Töten als Sünde (Leitzmann & Keller, 2020, S. 28f.).

1.4.2. Gesundheitliche Aspekte

Nach Leitzmann und Keller (2020, S.29) fallen unter den Gesundheitsaspekt die Heilung und Prävention bestimmter Krankheiten wie etwa Diabetes mellitus, Herzkrankheiten, Krebs und Übergewicht durch beispielsweise eine Ernährungsumstellung. Die Körpergewichtsabnahme sowie die Steigerung der geistigen und körperlichen Leistungsfähigkeit können ebenfalls entscheidend sein (ebd. S. 29). Zusammenhängend mit der Gesundheit sind auch Hygiene-Aspekte zu erwähnen. Die Tatsache, das tierische Lebensmittel häufige Quellen für Lebensmittelvergiftungen und Schadstoffaufnahmen (z.B. durch Antibiotika) sind, ist für viele Verbraucher ein Grund zur pflanzlichen Ernährung umzusteigen (Englert, Siebert, 2016, S. 23).

1.4.3. Ökologische Aspekte

Der Umstieg in eine vegane Ernährungsweise wird von ökologisch motivierten Veganer*Innen als eine Mitwirkung zum Erhalt unseres Planeten gesehen, da eine vegane Kost, beruhend auf Produkten ökologischer Herkunft, im Vergleich zur omnivoren (Allesfresser) und zur vegetarischen Ernährung mit der geringsten Umweltbelastung zusammenhängend ist (Baroni et al. 2007; zitiert nach Englert & Siebert, 2016, S. 24). Zudem werden Veredelungsverluste vermieden. Darunter ist eine Ressourcenverschwendung zu verstehen, bei der 65-90% der Nahrungsenergie während der Umwandlung pflanzlicher Lebensmittel in tierische Produkte verloren geht (zusammenfassend s. Koerber, Männle & Leitzmann, 2012, S. 118). Die Ablehnung des Fleischverzehrs oder gar die Einschränkung des Verzehrs tierischer Produkte werden von den meisten Menschen als Beitrag zur Lösung des Welthungerproblems gesehen, das zugleich als ein politisches Motiv einer veganen Ernährung gesehen werden kann (Leitzmann & Keller, 2020, S. 29).

1.4.4. Weitere Aspekte

Des Weiteren können ästhetische, kosmetische, ökonomische sowie soziale Motive bezüglich einer veganen Ernährung unterschieden werden. Häufig gibt es Menschen, die eine Abneigung gegen den Anblick toter Tiere bzw. von Tierteilen haben und somit Ekel vor Fleisch entwickeln (ästhetisch). Ferner gibt es Verbraucher, die eine Körpergewichtsabnahme oder auch die Beseitigung von Hautunreinheiten zum Ziel haben (kosmetisch), (zusammenfassend s. Schlieper, 2017, S. 409). Ein ökonomisches Motiv kann aufgrund begrenzter finanzieller Möglichkeiten (Familien mit geringem sozioökonomischem Status) oder auch durch ein begrenztes Angebot tierischer Lebensmittel in den sogenannten Entwicklungsländern ausschlaggebend sein. Abschließend können auch soziale Aspekte Gründe für eine vegetarische Ernährung sein. Zu erwähnen sind auch Gruppeneinflüsse, sogenannte ‚peer groups'. Die Erziehung im

Elternhaus sowie von der Mutter angeeignete Ernährungsgewohnheiten während der Schwangerschaft können auch maßgebend sein. (zusammenfassend s. Leitzmann & Keller, 2020, S. 29).

1.5. Vegane Ernährung in der Schwangerschaft

Bestimmte Lebensphasen wie die Schwangerschaft sind durch einen besonderen, meistens erhöhten Nährstoff- und Energiebedarf gekennzeichnet. Es besteht ein Mehrbedarf an allen Vitalstoffen, weil das Gesamtkörperwasser um etwa 8 Liter und das Blutplasmavolumen um 1,5 Liter zunehmen (Schmidt & Schmidt, 2018, S. 12). Darüber hinaus besteht ein Mehrbedarf an Antioxidantien, Omega-3-Fettsäuren, Vitamin B-Komplexen und zahlreichen anderen Mineralstoffen. Aufgrund der Steigerung des täglichen Energiebedarfs erhöht sich der Vitalstoffbedarf während der Stillzeit (ebd. S. 12).

1.5.1. Kritische Nährstoffe in der Schwangerschaft

Unter kritischen Nährstoffen werden solche Nährstoffe verstanden, deren Versorgung in einer Bevölkerungsgruppe nicht gesichert ist (Körner & Rösch, 2014, S. 33). Da bei einer veganen Ernährung tierische Produkte weitgehend ausgeschlossen werden, ist die Lebensmittelauswahl im Vergleich zu anderen Kostformen erheblich eingeschränkt.

Während Nährstoffe wie das Vitamin C oder Folsäure durch rein pflanzliche Lebensmittel sehr gut abzudecken sind, ist das Vitamin B_{12} ein kritischer Nährstoff, dessen Unterversorgung mit potentiellen Mängeln verbunden ist und oft diskutiert wird (Englert & Siebert, 2016, S. 27). Mit Beginn der Schwangerschaft brauchen sowohl Mutter als auch Kind genügend Nahrungsenergie, Mineralstoffe und Vitamine (Keller & Gätjen, 2016, S. 45). Englert und Siebert präzisieren (2016, S. 27): „Jede Lebensphase ist durch eine bestimmte Entwicklung gekennzeichnet, aus der sich spezifische Nährstoffbedarfe ergeben". Eine schwangere Frau ab dem 4. Monat einen um 10 Gramm (g) höheren Eiweißbedarf, wobei in den westlichen Industrieländern allgemein keine Eiweißunterversorgung der Fall ist (Körner & Rösch, 2014, S. 47).

Insbesondere Frauen, die mit der Anti-Baby-Pille verhüten, wird empfohlen, rechtzeitig vor der Schwangerschaft (drei bis sechs Monate vor der geplanten Empfängnis) die Anti-Baby-Pille abzusetzen. Sie sollten auf eine natürliche Empfängnisverhütung umsteigen und reichlich Vitalstoffe durch eine gesunde Ernährung und in Form von Präparaten zu sich führen (Schmidt & Schmidt, 2018, S. 11).

11

Zu den kritischen Nährstoffen der veganen Ernährung in der Schwangerschaft zählen Proteine und essenzielle Fettsäuren, das Vitamin D und die Vitamine B_2, B_6, B_9 und B_{12} sowie die Mineralstoffe Kalzium, Eisen, Jod, Selen und Zink (Keller & Gätjen, 2016, S. 4).

1.5.2. Makronährstoffe

Zu den Hauptnährstoffen (Makronährstoffe) gehören Kohlenhydrate, Fette und Proteine. Die Höhe der Zufuhr dieser korrelieren eng mit der Nahrungsenergiezufuhr (Leitzmann & Keller, 2020, S. 286). Von der Deutschen Gesellschaft für Ernährung (DGE) wird eine Zufuhr von 0,8 gr Protein pro kg Körpergewicht und Tag (etwa 7-11% der Energiezufuhr), maximal 30% der täglichen Energiezufuhr in Form von Fetten und mindestens 50% der Zufuhr in Form von Kohlenhydraten (insbesondere aus Ballaststoffen) empfohlen (ebd. S. 286). Die Zufuhrempfehlungen der Makronährstoffe unterscheiden sich nicht wesentlich von den Empfehlungen für Nicht-Schwangere Frauen (Leitzmann et al., 2009, S. 170). Während der Schwangerschaft ist der Nahrungsenergiebedarf erhöht, da ein Mehrbedarf an Energie für das Wachstum des Kindes, dem mütterlichem Gewebe sowie der Plazenta erforderlich sind. Demzufolge sollte zusätzlich eine Aufnahme von etwa 255 Kilokalorien (kcal) pro Tag erfolgen (Leitzmann et al., 2009, S. 169). Im letzten Schwangerschaftsdrittel und während der Stillzeit erhöht sich dieser auf 500 kcal pro Tag (zusammenfassend s. Englert & Siebert, 2016, S. 74). Zusammenfassend kann gesagt werden, dass sich der erhöhte Gesamtenergiebedarf während der Schwangerschaft aus den folgenden Faktoren ergibt: zum einen aufgrund des erhöhten Grundumsatzes (etwa ab der 15. Schwangerschaftswoche), zum anderen aufgrund der erhöhten körperlichen Belastung der Mutter infolge der Gewichtszunahme sowie dem erhöhten Energiebedarf für die Neubildung des fetalen und plazentaren Gewebes (Schlieper, 2017, S. 386).

Proteine

Aufgrund der Gewebeneubildung der Plazenta sowie der Entwicklung des Kindes ist der Proteinbedarf für Schwangere ab dem 4. Schwangerschaftsmonat erhöht (Leitzmann & Keller, 2020, S. 365). Dies erfordert eine Erhöhung der Proteinzufuhr um etwa 10 gr pro Tag, welches einer Gesamtzufuhr von 58 g pro Tag für eine 60 kg schwere Referenzfrau entspricht (ebd. S. 365). Veganer*Innen nehmen oftmals geringere Proteinmengen auf als Mischköstlerinnen. Besonders problematisch ist dies bei unzureichender Nahrungsenergie, da dann Nahrungs- und Körperprotein zur Energiegewinnung herangezogen werden. Dadurch können Proteinmangelsymptome sowohl bei der Mutter als auch bei dem heranwachsenden Fetus auftreten (ebd.

S. 365). Eine unzureichende Proteinzufuhr kann Gedeihstörungen und weitere ge-
sundheitliche Beeinträchtigungen zur Folge haben (Leitzmann et al., 2009, S. 234).
Die adäquate Zufuhr an Protein ist für eine altersentsprechende psychomotorische
Entwicklung und ein normales Wachstum bedeutsam (ÖGKJ, 2018, S. 8). Für die
Sicherstellung einer adäquaten Zufuhr sollten schwangere Veganer*Innen hochwer-
tige pflanzliche Proteinquellen wie Hülsenfrüchte, Nüsse, Samen, Sojaprodukte und
Vollkornprodukte miteinander kombiniert verzehren, um die Zufuhr der essenziellen
Aminosäuren zu sichern (Englert & Siebert, 2016, S. 76ff.).

Fette

Fette oder Lipide sind wichtige Energieträger, die mit durchschnittlich 9,3 kcal/ g eine
wichtige Funktion bei der Energieversorgung einnehmen (Englert & Siebert, 2016, S.
35). Somit weisen sie einen mehr als doppelt so hohen Energiegehalt auf wie Kohlenhydrate und Proteine (Koerber et al., 2012, S. 45). Fette bestehen aus einem Al-
koholrest (Glycerin) und meist aus drei Fettsäuren. Ferner dienen sie als Transport-
mittel für die fettlöslichen Vitamine und als Quelle für die essenziellen, mehrfach ungesättigten Fettsäuren *Linolsäure (LA)* und *Alpha-Linolensäure (ALA)* (ebd. S. 45).
Zudem weisen Fettsäuren unterschiedliche biochemische und physikalische Eigenschaften auf, dies ist abhängig von ihrer Kettenlänge, ihrem Sättigungsgrad sowie der
Stellung der Fettsäuren im Molekül. Aus ernährungsphysiologischer Sicht sind der
Sättigungsgrad sowie die Lage der Doppelbildungen bedeutsamer als die Kettenlänge (Leitzmann et al., 2008, S. 24). Je nach chemischer Struktur werden sie eingeteilt in gesättigte (Saturated Fatty Acids, SAFA), einfach ungesättigte (Mono Unsatu-
rated Fatty Acids, MUFA) und mehrfach ungesättigte (Poly Unsaturated Fatty Acids,
PUFA) Fettsäuren. Diese wiederum unterscheiden sich nach Anzahl und Lage ihrer
Doppelbildungen (Englert & Siebert, 2016, S. 35).

Essenzielle Fettsäuren

Während Fettsäuren, die eine Doppelbindung am dritten Kohlenstoffatom haben, als
Omega-3-Fettsäuren bezeichnet werden, sind Fettsäuren mit der ersten Doppelbindung am sechsten Kohlenstoffatom unter Omega-6-Fettsäuren bekannt (Leitzmann
et al., 2008, S. 25). Die meisten Fettsäuren können durch Enzyme in unserem Körper
synthetisiert werden (Englert & Siebert, 2016, S. 36). Mehrfach ungesättigte Fettsäuren wie beispielsweise die Linolensäure (Omega 3) und Linolsäure (Omega 6) sind
essenziell. Dabei ist erwähnenswert, dass die längerkettigen Omega-3-Fettsäuren
Docosahexaensäure (DHA) und Eicosapentaensäure (EPA) mit der Nahrung zugeführt werden müssen (Leitzmann et al., 2008, S. 25). Außerdem sind diese essenziellen Fettsäuren Ausgangssubstanzen für die Bildung von Eikosanoiden. Darunter

sind Mediatoren zu verstehen, die an Entzündungsprozessen beteiligt sind (Englert & Siebert, 2016, S. 37). Eikosanoide aus Eicosapentaensäure (Omega 3) wirken antithrombotisch und entzündungshemmend (antiphlogistisch), während Eikosanoide aus Arachidonsäure (Omega 6) gegenteilige Wirkungen zeigen (Leitzmann et al., 2009, S. 27). Die Omega-3-Fettsäuren, auch unter Fischölen bekannt, sind bei der Bildung der kindlichen Nerven- und Gehirnzellen sowie der Entwicklung der Augen von besonderer Bedeutung. Darüber hinaus sorgen essenzielle Fettsäuren für ein gutes Zellwachstum und beugen zugleich neurologischen Störungen vor (Schmidt & Schmidt, 2018, S. 20). DHA und EPA kommen nahezu nur in Fischen und Meeresprodukten wie Algen und Krustentieren vor. Hierbei weisen Kaltwasserfische wie Hering, Lachs und Makrele die höchsten Werte auf (Schmiedel, 2019, S. 216). Während der Schwangerschaft ist eine gute Versorgung mit DHA und EPA von besonderer Bedeutung, da beispielsweise das Risiko für eine Frühgeburt absinkt. Bemerkenswert ist, dass der Anteil an ALA gegenüber LA erhöht werden sollte (Leitzmann & Keller, 2020, S. 337). Vegane Schwangere sollten pflanzliche Öle wie Lein-, Soja- und Walnussöl und Nussorten wie Walnüsse verzehren, um einen Beitrag zur Versorgung mit Omega-3-Fettsäuren leisten zu können (Körner & Rösch, 2014, S, 86). Um eine ausreichende Versorgung des Kindes mit langkettigen mehrfach ungesättigten Fettsäuren gewährleisten zu können, wird Schwangeren eine Zufuhr von mindestens 200 Milligramm (mg) Omega-3-Fettsäuren pro Tag empfohlen (ebd. S. 86). Für vegane Schwangere ist es schwer die empfohlene Menge zu decken da sie keinen Fisch verzehren und auch keine Fischölkapseln oder ähnliche Präparate zu sich nehmen (Schmiedel, 2019, S. 87). Eine Option zur Supplementierung ist mit DHA aus Mikroalgen angereichertes Leinöl (Leitzmann & Keller, 2020, S. 336). Des Weiteren werden mit einer Supplementierung von DHA positive Wirkungen wie eine bessere kognitive und motorische Entwicklung, höhere Aufmerksamkeit und eine bessere EEG-Funktion (Elektroenzephalografie; Methode zur Messung der elektrischen Aktivität der Hirnrinde) sowie bessere Hand-Augen-Koordination beim Kind assoziiert (Carlson 2009; zitiert nach Leitzmann & Keller, 2020, S. 365f.).

Da die Umwandlung von ALA in DHA und EPA begrenzt ist, weisen Veganer*Innen meistens niedrigere DHA- und EPA-Blutkonzentrationen auf als Mischköstler (Leitzmann & Keller, 2020, S. 337). Die Umwandlungsrate von ALA zu EPA liegt bei Erwachsenen bei etwa 5%, die Rate von EPA weiter zu DHA bei < 0,5%. Schwangere haben eine um etwa 9% höhere Umwandlungsrate von EPA zu DHA (Williams und Burdge 2006; zitiert nach Englert & Siebert, 2016, S. 76). Während sich eine Großzahl des menschlichen Gewebes im Verlauf der Kindheit und der Pubertät fortentwickelt, werden die Gehirnzellen nahezu ausschließlich während der Zeit im Mutterleib und im ersten Lebensjahr gebildet (Schmidt & Schmidt, 2018, S. 20). Daher ist der Fetus auf eine Zufuhr der essenziellen Fettsäuren durch die Mutter angewiesen, weil die Umwandlung aus Linolensäure aufgrund des dafür zuständigen Enzyms noch nicht möglich ist (ebd. S. 20).

1.5.3. Vitamine

„Vitamine sind lebensnotwendige Nährstoffe, die keine Energie liefern, aber zahlreiche Funktionen im menschlichen Körper ausüben." (Körner & Rösch, 2014, S.21). Der Körper kann sie nicht oder nur in unzureichendem Maße synthetisieren, daher müssen sie mit der Nahrung zugeführt werden (Leitzmann et al., 2009, S. 44). Nach ihrer Löslichkeit werden fettlösliche (lipophile) Vitamine (A, D, E und K) von wasserlöslichen (hydrophilen) Vitaminen (Vitamin C und die B-Vitamine B_1, B_2, B_6, B_{12}, Biotin, Folsäure, Niacin und Pantothensäure) unterschieden (Schlieper, 2017, S. 194). Wird eine vegane Ernährung in der Schwangerschaft praktiziert, gelten insbesondere die Vitamine D, B_2, B_6, B_9, und B_{12} als kritisch, da ihre Sättigung im Gegensatz zu anderen Vitaminen häufig nicht gewährleistet wird (Leitzmann & Keller, 2020, S. 373).

Vitamin D (Calciferol)

Vitamin D zählt zu den fettlöslichen Vitaminen. Es ist unser ‚Sonnenvitamin', das unter Sonnenlichtbestrahlung der Haut aus Vorstufen gebildet wird, die nochmals aus Cholesterin synthetisiert werden (Schmiedel, 2019, S. 153). Es spielt eine wichtige Rolle im Knochenstoffwechsel, da es die Aufnahme von Kalzium aus dem Dünndarm und die Härtung der Knochen fördert. Ferner ist es für die reibungslose Funktion von Muskeln und Nerven wichtig, besonders in deren Zusammenspiel (ebd. S. 153).

Da es wenige nennenswerte Vitamin D-haltige Nahrungsmittel (fettreiche Fische und Milchprodukte) gibt und diese aufgrund ihres tierischen Ursprungs (Vitamin D_3) bei Veganer*Innen entfallen, ist für eine ausreichende Sonneneinstrahlung zu sorgen (Leitzmann & Keller, 2020, S. 367).

In den sonnenarmen Monaten zwischen Oktober und März sollten Supplemente in Erwägung gezogen werden (Keller & Gätjen, 2016, S.72), um bei der Mutter und dem Kind Störungen des Kalziumstoffwechsels wie niedrige Kalziumkonzentration (neonatale Hypocalciämie) und Starrkrampf (Tetanie) sowie eine Unterentwicklung (Hypoplasie) des kindlichen Zahnschmelzes zu vermeiden (Elmadfa & Leitzmann, 2015, S. 594). Die Rachitis ist die am bekannteste Vitamin-D-Mangelerscheinung bei Kindern (bei Erwachsenen Osteomalazie), bei der es zu Erweichungen von Knochen und Verformungen des Skeletts kommt (Biesalski, Grimm & Nowitzki-Grimm, 2015, S. 162). Allerdings kommt sie heutzutage kaum noch vor, da die Säuglingsnahrung mit Vitamin D angereichert ist (Schmiedel, 2019, S. 153). „Der mütterliche Vitamin D-Status korreliert mit dem Vitamin D-Gehalt in der Muttermilch", dennoch ist zu erwähnen, dass dieser auch bei einem guten Versorgungsstatus der Mutter für den kindlichen Bedarf unzureichend ist (zusammenfassend s. Englert & Siebert, 2016, S. 78). Laut der Nationalen Verzehrsstudie II (NVS) erreichen 91% der Frauen die empfohlene Menge nicht (Biesalski et al., 2015, S. 162). Die NVS kommt zu dem Resultat, dass die Referenzwerte für die Zufuhr in Deutschland von 90% der Bevölkerung nicht erreicht werden, man spricht von einer Hypovitaminose (ebd. S. 162). Die D-A-C-H-Gesellschaften empfehlen Schwangeren eine tägliche Vitamin D-Supplementierung von 20 Mikrogramm (µ) (800 IU= Internationale Einheiten), (DGE et al. 2019; zitiert nach Leitzmann & Keller, 2020, S. 367).

Vitamin B$_2$ (Riboflavin)

Vitamin B$_2$ zählt zu den wasserlöslichen Vitaminen und ist relativ hitzestabil, allerdings sehr lichtempfindlich (Leitzmann & Keller, 2020, S. 348). Zudem ist es als Baustein von Coenzymen grundsätzlich am oxidativen Stoffwechsel beteiligt, wobei es in der Atmungskette, dem Citratzyklus und beim Fettsäureabbau mitwirkt und somit eine wesentliche Rolle bei der Energiegewinnung spielt. Darüber hinaus ist Riboflavin existenziell für das embryonale Wachstum (zusammenfassend s. Englert & Siebert, 2016, S. 43). Obwohl Riboflavin neben tierischen Produkten auch in zahlreichen pflanzlichen Lebensmitteln wie Hülsenfrüchten und Vollkornprodukten vorkommt (Körner & Rösch, 2014, S. 35), lag die Zufuhr dessen bei 48% der Veganerinnen in der Deutschen Vegan-Studie unter den D-A-C-H-Referenzwerten (Waldmann et al. 2003; zitiert nach Leitzmann & Keller, 2020, S. 351). Schwangere sollten aufgrund der Synthese von fetalem und mütterlichem Gewebe die empfohlene Menge von 1,1 mg Riboflavin pro Tag im 2. Trimester um 0,3 mg bzw. im 3. Trimester um 0,4 mg erhöhen. Bei einem Mangel sind entzündliche Veränderungen an Haut und Schleimhäuten sowie Störungen des Sehvorgangs zu beobachten (zusammenfassend s. Leitzmann & Keller, 2020, S. 349). Eine niedrige Riboflavinzufuhr während des letzten Trimesters und auch nach der Geburt des Kindes hat ebenfalls Einfluss auf die Muttermilch. Viele Frauen, die insbesondere jahrelang die Anti-Baby-Pille eingenommen haben, weisen desgleichen einen Mangel an Riboflavin auf (Schmidt & Schmidt, 2018, S. 16).

Aus dem Grund kann es sinnvoll sein, die Zufuhr von Riboflavin durch eine optimierte Ernährung oder Präparaten zu verbessern und zugleich den Versorgungsstatus des Vitamins mindestens einmal jährlich überprüfen zu lassen (Leitzmann & Keller, 2020, S. 351ff.).

Vitamin B6 (Pyridoxin)

Pyridoxin ist Koenzym für etwa 200 Enzyme und wird daher auch als ‚Hochgeschwindigkeits-Vitamin' bezeichnet (Schmiedel, 2019, S. 141). Dieses Vitamin ist an der Bildung von Aminosäuren, Erythrozyten, Immunproteinen und Hormonen beteiligt, weshalb es für eine normale Entwicklung des Fetus bzw. Säuglings essenziell ist (Leitzmann & Keller, 2020, S. 368). Für die Synthese von Hämoglobin sowie die Zellteilung ist Pyridoxin von besonderer Bedeutung (Schmiedel, 2019, S. 141). Ferner wirkt es an der Bildung des Neurotransmitters Serotonin mit, welches für das psychische Wohlbefinden und einen guten Schlaf zuständig ist (ebd. S. 141).

Abhängig ist der Bedarf des Vitamins von dem Proteinumsatz, da er eng mit dem Proteinstoffwechsel verbunden ist (Keller & Gätjen, 2016, S. 50). Mit dem steigenden Proteinbedarf während der Schwangerschaft ist die Zufuhrempfehlung ab dem 4. Monat um 58% erhöht (ebd. S. 50). Grundsätzlich weisen Veganer*Innen eine gute Vitamin B6-Zufuhr auf. Allerdings weisen viele unter ihnen einen schlechten Pyridoxinstatus auf, weil das Vitamin aus pflanzlichen Quellen eine schlechtere Bioverfügbarkeit aufweist als in tierischen Quellen (Englert & Siebert, 2016, S. 77). Das starke Wachstum des Fetus vom vierten bis zum achten Schwangerschaftsmonat verbraucht die B6-Reserven der Schwangeren, sodass supplementiert werden sollte, um Defiziten vorzubeugen (Schmidt & Schmidt, 2018, S. 16). Verschiedenen Untersuchungen zufolge führt ein Mangel an Vitamin B6 zu einer verkürzten Tragezeit sowie einem niedrigen Geburtsgewicht des Kindes (ebd. S, 16). Bei der Schwangeren können bluthochdruckbedingte Schwangerschaftsstörungen auftreten (Schmidt & Schmidt, 2018, S.21).

Außerdem können einseitige Ernährungsformen Mangelerscheinungen wie Hautveränderungen, neurologische Störungen und Schlafstörungen verursachen (Schmiedel, 2019, S. 141). Die empfohlene Menge für Schwangere im 1. Trimester liegt bei 1,5 mg pro Tag, im 2. und 3. Trimester bei 1,8 mg pro Tag (DGE, 2020).

Vitamin B9 (Folsäure)

Folsäure (auch Folat genannt) ist ein ‚Zellvitamin' von besonderer Bedeutung in der Schwangerschaft, da es an der DNA-Synthese die Teilung und Neubildung von Zellen beeinflusst (Leitzmann & Keller, 2020, S. 368). Eine unzureichende Versorgung während der Schwangerschaft kann zu Früh- und Fehlgeburten sowie zu erheblichen Fehlbildungen beim Kind führen (Körner & Rösch, S. 50). Darüber hinaus kann es zu Neuralrohrdefekten führen, bei denen das Gehirn und das Rückenmark betroffen sind. Spina bifida (offener Rücken) sowie Anenzephalie (teilweises oder komplettes Fehlen des Großhirns) sind Formen von Neuralrohrdefekten, die für dauerhafte Behinderungen bis hin zum Tod verantwortlich sind (Leitzmann et al. 2009, S. 170). Das

Neuralrohr schließt zwischen dem 22. und 28. Tag der Schwangerschaft. Dies ist ein Zeitpunkt zu dem eine Schwangerschaft meist noch nicht bekannt ist, deshalb ist es essenziell mit einer Folsäuresupplementierung vor einer möglichen Schwangerschaft zu beginnen (ebd. S. 170).

Um das Risiko von Neuralrohrdefekten zu verringern, wird Frauen mit Kinderwunsch mindestens vier Wochen vor Beginn einer Schwangerschaft eine zusätzliche Supplementierung mit 400 μ synthetischer Folsäure pro Tag empfohlen. Die Supplementeinnahme sollte während des ersten Drittels der Schwangerschaft beibehalten werden (DGE; zitiert nach Journal of Health Monitoring, S. 28f.).

Die Prophylaxe sollte schon vier Wochen vor Beginn einer Schwangerschaft einsetzen, weil embryonale Fehlbildungen bereits um 20.- 24. Tag nach der Konzeption vorkommen (Tönz, 2005; zitiert nach Leitzmann & Keller, 2020, S. 368). Eine Vielzahl von Studien zeigt einen Zusammenhang zwischen der Folsäurezufuhr und dem Risiko eines Neuralrohrdefekts bei Neugeborenen. Möglicherweise kann eine zusätzliche Folsäurezufuhr das Risiko für andere Fehlbildungen wie z.B. Lippen-Kiefer-Gaumen-Spalten vermindern (Bundesinstitut für Risikobewertung, 2014, S. 7). Obwohl Folate in zahlreichen pflanzlichen Lebensmitteln vorkommen, wird eine Supplementierung in Form von Präparaten ausdrücklich empfohlen. Folat ist ein sehr licht- und hitzeempfindliches Vitamin, deshalb sollte eine schonende Zubereitung der Lebensmittel erfolgen (Englert & Siebert, 2016, S. 77). Während die Empfehlung für die tägliche Zufuhr von Folat für Jugendliche und Erwachsene bei 300 μ liegt, erhöht sich der Bedarf bei Schwangeren auf 550 μ (D-A-C-H-Referenzwerte, DGE 2013; zitiert nach Körner & Rösch, 2014, S. 52). Beachtenswert ist, dass bei einer hohen Zufuhr von Folsäure ein bestehender Vitamin-B_{12}-Mangel ,maskiert' werden kann. Während sich die bei Vitamin-B_{12}- und Folsäuremangel identischen Symptome durch die Aufnahme von Folsäure verbessern, werden neurologische Symptome, die mit einem Vitamin-B_{12}-Mangel einhergehen, vielmehr verstärkt als verhindert (Bundesinstitut für Risikobewertung, 2014, S.8).

Vitamin B_{12} (Cobalamine)

Vitamin B_{12} gehört zu den wasserlöslichen Vitaminen und ist ein essenzieller Mikronährstoff, der nur von Mikroorganismen (Bakterien) produziert werden kann (Wormer, 2017, S. 53). Das Vitamin wird aufgrund der chemischen Struktur auch Cobalamin genannt, da das Molekül aus einem Kobalt-Atom und mehreren Aminogruppen besteht (Englert & Siebert, 2016, S. 45). Während viele Tiere (insbesondere Wiederkäuer) diese Mikroben adoptiert haben, um ihre Versorgung mit B_{12} zu sichern, ist der Mensch hingegen auf eine Zufuhr dessen durch Nahrungsmittel tierischen Ursprungs angewiesen (Wormer, 2017, S. 53).

Gute Lieferanten hierfür sind tierische Lebensmittel wie Innereien, Fisch und Fleisch. Pflanzliche Lebensmittel wie Sauerkraut oder fermentierte Bohnen enthalten hingegen wenig bis kaum Spuren des Vitamins (Englert & Siebert, 2016, S. 46).

Das Vitamin spielt eine wichtige Rolle im Abbau von Fettsäuren und bei der Synthese der DNA-Basen für Zellteilung- und wachstum sowie bei der geistigen Entwicklung (Englert & Siebert, 2016, S. 45). Vitamin B_{12} ist wie Folsäure ein ‚Zellvitamin', so ergänzen sie sich in vielen Funktionen (Schmiedel, 2019, S. 146). Nach Leitzmann & Keller ist das Vitamin bei dem Abbau von Homocystein (einem starken Zellgift) entscheidend, das als Zwischenprodukt in Stoffwechselprozessen fungiert. Zudem ist es für die Aufrechterhaltung der Myelinscheiden im zentralen Nervensystem wichtig (Leitzmann & Keller, 2020, S. 298; Wormer, 2017, S. 70).

Eine unzureichende Versorgung während der Schwangerschaft kann gravierende Folgen mit sich bringen. Es kann zu einer Störung der Zellteilung kommen, bei der sich Regeneration von Gewebeschäden sowie die Abheilung verschlechtern. Darüber hinaus kann es zu Störungen der Blutbildung und Nervenfunktionen kommen, wobei sich durch die Störung der Myelinscheiden das Risiko für neurodegenerative und psychiatrische Erkrankungen langfristig erhöht (zusammenfassend s. Wormer, 2017, S. 68). Niedrige Cobalaminspiegel während der Schwangerschaft erhöhen ähnlich wie bei einem Folsäuremangel das Risiko für Neuralrohrdefekte und weiteren Schwangerschaftskomplikationen (zusammenfassend s. Leitzmann & Keller, 2020, S. 345).

Der tägliche B_{12}-Bedarf während der Schwangerschaft liegt bei 4,5 μ, in der Stillzeit erhöht sich der Bedarf um 1 μ (DGE, 2019). Bemerkenswert ist, dass es signifikante Mengen an Bakterien gibt, die in der Mund-/Rachen- und Dünndarmschleimhaut Vitamin B_{12} produzieren (Wormer, 2017, S. 254). Zudem wird angenommen, dass nahezu 10-40% der Veganer*Innen kein Mangel an Vitamin B_{12} aufweisen, obwohl ihre konsumierten Lebensmittel kein Vitamin B_{12} enthalten (ebd. S. 254). Dennoch sind Supplemente und Nahrungsergänzungsmittel für Vegan lebende zur Sicherstellung der Vitamin-B_{12}-Versorgung notwendig, um die zuvor erwähnten potentiellen schwerwiegenden Gesundheitsstörungen zu vermeiden. Dies ist besonders wichtig für Risikogruppen wie Schwange, Stillende sowie Kinder (zusammenfassend s. Leitzmann & Keller, 2020, S. 348).

Häufig mangelt es an den drei wichtigen Vitaminen (B_6, B_9 und B_{12}), so sind erhöhte Homocystein-Werte im Blut ein gemeinsames Kennzeichen nahezu aller B-Vitamin-Mangelzustände. Erwähnenswert ist, dass ein Vitamin B_{12}- Mangel mehrere Monate und Jahre unbemerkt und ohne Beschwerden bleiben kann, (Wormer, 2017, S. 129). Untersuchungen weisen darauf hin, dass einige Meeresalgen erhebliche Mengen an Vitamin B_{12} in bioverfügbarer Form enthalten, allerdings gibt es keine Studien, die den

Nutzen dessen für Menschen bestätigen (Leitzmann & Keller, 2020, S. 344). Demzufolge sind die für Vegan lebende oftmals empfohlenen milchsauren Lebensmittel sowie bestimmte Algen als höchst unzuverlässige Lieferanten anzusehen (Leitzmann, 2018, S. 70). So zählt Vitamin B_{12} zu den kritischen Nährstoffen, da Lebensmittel tierischen Ursprungs bei einer veganen Ernährung entfallen und Cobalamine von Pflanzen nicht gebildet werden können (Leitzmann & Keller, 2020, S. 342). Zusammenfassend kann gesagt werden, dass werdende Mütter reichlich B-Vitamine brauchen und sich deren Bedarf mit der Schwangerschaft und Stillzeit erhöhen. Frauen mit Kinderwunsch sowie Schwangere sollten neben einer ausreichenden Folsäure-Zufuhr auch auf den erhöhten Bedarf an B_{12} besonders Acht geben (zusammenfassend s. Wormer, 2017, S. 147f.). Dies kann in Form von angereicherten Lebensmitteln, Nahrungsergänzungsmitteln aber auch mit einer Zahncreme erfolgen, in der Vitamin B_{12} enthalten ist. Die in Einzelfällen beobachteten Gedeihstörungen und Mangelerscheinungen mit irreversiblen neurologischen Schäden wären völlig vermeidbar, wenn die Mutter für eine ausreichende Supplementierung mit Vitamin B_{12} sorgt (Leitzmann, 2018, S.70).

1.5.4. Mineralstoffe (Mengen- und Spurenelemente)

„Mineralstoffe sind lebensnotwendige anorganische Nährstoffe, die der menschliche Organismus nicht selbst herstellen kann und daher mit der Nahrung zugeführt werden müssen." (Leitzmann, 2018, S. 72).

Mineralstoffe sind Strukturbestandteile von Knochen und Zähnen, z.B. Kalzium, Magnesium und Phosphor (Schmiedel, 2019, S. 169). Darüber hinaus regeln sie den Wasserhaushalt und gleichen den Säure-Basen-Gehalt des Körpers aus. Ferner leiten sie Reizübertragungen in Nerven- und Muskelzellen weiter und sind Bausteine von Enzymen im Energiestoffwechsel sowie Bestandteile von Hormonen. Im Gegensatz zu Vitaminen sind Mineralstoffe weniger hitze-, licht- und sauerstoffempfindlich, dagegen aber wasserlöslich (zusammenfassend s. Körner & Rösch, S. 23). Entsprechend ihrer Konzentration werden Mineralstoffe in Mengen- und Spurenelemente eingeteilt. Als Mengenelemente werden Mineralstoffe benannt, die im Körper in einer Konzentration von >50 mg/kg Körpergewicht vorliegen, Spurenelemente hingegen liegen in einer Konzentration von <50 mg/kg Körpergewicht vor (Leitzmann et al., 2009, S. 87). Zu den Mengenelementen zählen Chlor, Kalium, Kalzium, Magnesium, Natrium, Phosphor und Schwefel, während zu den Spurenelementen Eisen, Fluorid/ Fluor, Jod, Selen, Zink und weitere gezählt werden (Leitzmann, 2018, S. 72ff.). Wird eine vegane Ernährung in der Schwangerschaft praktiziert, gelten insbesondere die Mineralstoffe Kalzium, Eisen, Jod, Selen und Zink als kritisch, weil ihre Versorgung im Gegensatz zu anderen Nährstoffen häufig nicht gesichert ist (Körner & Rösch, 2014, S. 50ff.).

Kalzium

Kalzium zählt zu den Mengenelementen und wird auch als ‚Knochenmineral' bezeichnet, so sind 99% des Mineralstoffs im Skelettsystem des Körpers gebunden (Schmiedel, 2019, S. 171). Es dient als Baustein für Knochen und Zähne, ist an der Blutgerinnung beteiligt und hat eine bedeutsame Funktion als Neurotransmitter im Nervensystem (Englert & Siebert, 2016, S. 55).

Während einer Schwangerschaft braucht der Säugling eine große Menge an Kalzium für dessen Knochenaufbau, so werden etwa 30 g Kalzium von der Mutter auf den Fetus übertragen (Körner & Rösch, 2014, S. 36). Kommt es dennoch zu einer geringeren Kalziumaufnahme der Mutter, mobilisiert der Körper das fehlende Kalzium zu Lasten ihres eigenen Kalziumabbaus in den Knochen (Körner & Rösch, 2014, S. 60). Um dies zu verhindern, werden im mütterlichen Organismus verschiedene Anpassungsmechanismen aktiviert. Die Resorption des Kalziums aus dem Darm steigt, wobei die Kalziumausscheidung in der Niere abnimmt. Hierfür ist das Parathormon zuständig, das bei einem Kalziummangel von der Nebenschilddrüse vermehrt ausgeschüttet wird. Maßgeblich wird der Kalziumgehalt des Blutes durch das Vitamin D und das Parathormon reguliert (Schmiedel, 2019, S. 171). Obwohl Milch und dessen Produkte die wichtigsten Kalziumlieferanten sind, können vegane Schwangere kalziumreiche Gemüsesorten wie Brokkoli, Fenchel und Grünkohl verzehren, um etwas ihrer Versorgung mit Kalzium beitragen zu können. Allerdings ist zu beachten, dass Kalzium aus Lebensmitteln pflanzlichen Ursprungs schlechter resorbiert wird. Bei Verzicht auf tierische Kalziumquellen sollte besonderes Augenmerk auf eine hohe Bioverfügbarkeit der pflanzlichen Quellen liegen. Gleichzeitig sollte die Aufnahme absorptionshemmender Substanzen wie Gerbstoffe, Phytat oder Oxalat gemieden werden (Englert & Siebert, 2016, S. 59). Natriumarmes Mineralwasser, welches mindestens 150 mg Kalzium pro Liter beinhaltet, ist eine gute Kalziumquelle (Körner & Rösch, 2014, S. 60). Liegt ein Kalziumdefizit vor, so ist die Erregbarkeit der Muskulatur und es des Nervensystems erhöht. Das zeigt eine Gefahr von Muskelkrämpfen. Die Kalziumaufnahme kann verbessert werden durch Vitamin D und Säuren wie z.B. Ascorbinsäure, Vitamin C (Schmiedel, 2019, S.172f.). Eine überhöhte Kalziumaufnahme mit Supplementen ist kritisch, da auf diese Weise die Resorptionsrate von Eisen und Zink reduziert werden (Leitzmann, 2018, S. 74). Bei einer veganen Ernährung, besonders bei vegan ernährten Kindern, ist die Kalziumaufnahme durch das Meiden von Milchprodukten meistens wesentlich unter den Empfehlungen (Leitzmann et al., 2009, S.236). Eine ausreichende Versorgung mit Kalzium ist insbesondere für Schwangere und Stillende erforderlich, da während einer Schwangerschaft ständig Kalzium an den Embryo abgegeben wird. Zudem wird der Kalziumgehalt der

Muttermilch unabhängig von dem Versorgungsstatus der Mutter aufrechterhalten. Sowohl die Kalziumabsorptionsrate als auch die renale (die Nieren betreffend) Ausscheidung sind während einer Schwangerschaft erhöht (Leitzmann et al. 2009, S. 94). Bei einer chronischen Kalziumunterversorgung ist die Mineralisierung des Skeletts beeinträchtigt, ähnlich wie bei einem Vitamin D- Mangel entsteht bei Kindern die Rachitis, bei Erwachsenen eine Osteomalazie (Leitzmann et al., 2009, S. 95). Bei Frauen treten bluthochdruckbedingte Schwangerschaftsstörungen auf, sie weisen eine verminderte Knochendichte und ein erhöhtes Osteoporoserisiko auf (Schmidt & Schmidt, 2018, S. 21). Für die Prävention von Osteoporose ist Kalzium von großer Bedeutung (Leitzmann et al., 2009, S. 95). Laut der NVS II erreichten 55% der Frauen die empfohlene Zufuhr an Kalzium nicht (Leitzmann & Keller, 2020, S. 356). Folglich werden Schwangeren und Stillenden 1000 mg Kalzium pro Tag empfohlen. Jugendlichen und Erwachsenen unter 19 Jahren, die schwanger sind oder stillen, werden wegen des starken Wachstums 1200 mg empfohlen (DGE, 2013).

Eisen

Nach Angaben der Weltgesundheitsorganisation (WHO) ist Eisenmangel der weltweit am häufigsten auftretende Nährstoffmangel (Leitzmann & Keller, 2020, S. 310). Bei vegan lebenden Menschen wird neben Vitamin B_{12} auch bei dem Spurenelement Eisen über eine ausreichende Versorgung diskutiert (Leitzmann, 2018, S. 75). Eisen ist das klassische ‚Blut-Spurenelement' (Schmiedel, 2019, S. 187). Zudem ist es Baustein des roten Blutfarbstoffs (Hämoglobin), das überwiegend der Sauerstoffversorgung dient (Körner & Rösch, 2014, S. 57). Etwa 70% des Eisens im Körper befindet sich im Hämoglobin der Erythrozyten (rote Blutkörperchen). Der Rest von etwa 30% kommt in Muskelzellen, als Speichereisen vor allem in unserer Leber und in einigen Enzymen vor. Der Sauerstofftransport im Körper ist ohne Eisen nicht möglich (Schmiedel, 2019, S. 187).

In der Schwangerschaft werden für den Fetus, der Plazenta und dem mütterlichen Blutvolumen zusätzlich Eisen benötigt, so steigt der Eisenbedarf in der Schwangerschaft enorm an. Der Eisenbedarf ist in den letzten drei bis sechs Monaten am größten, da das Kind während dieser Zeit besonders schnell wächst (Körner & Rösch, 2014, S. 57). Während aus pflanzlichen Lebensmitteln lediglich etwa 1-10% des Eisens absorbiert werden, liegt die Absorptionsrate aus Lebensmitteln tierischen Ursprungs bei 10-20% (Leitzmann et al., 2009, S. 101). Somit ist die Bioverfügbarkeit des Eisens aus pflanzlichen Lebensmitten wesentlich schlechter als in Lebensmittel tierischen Ursprungs (Leitzmann et al., 2009, S. 235). Das anorganische Nicht-Häm-Eisen (Fe^{3+}), das ausschließlich in pflanzlichen Lebensmitteln vorkommt, liegt größtenteils in dreiwertiger Form vor. Es liegt nur gering in zweiwertiger Form vor. Um die

Absorptionsrate des pflanzlichen Eisens zu verbessern und die Reduktion des dreiwertigen Eisens zum besser löslichen zweiwertigen Eisen zu begünstigen, sollten Fruchtsäuren, organische Säuren wie die Ascorbinsäure (Vitamin C) oder schwefelhaltige Aminosäuren in Erwägung gezogen werden (Leitzmann et al., 2009, S. 101). Zu beachten ist, dass einige Inhaltsstoffe pflanzlicher Lebensmittel wie Phytinsäure, Polyphenole sowie manche Ballaststoffe die Absorption des Eisens durch Komplexbildung hemmen (ebd. S. 101).

Ein vorliegender Eisenmangel kann zu einer Anämie führen, welches aufgrund der gestörten Sauerstoffaufnahme das Risiko für Schwangerschaftskomplikationen wie Fehlentwicklungen, Frühgeburten, Spontanaborte und ein geringes Geburtsgewicht des Kindes erhöhen (zusammenfassend s. Englert & Siebert, 2016, S. 79). Nach Angaben der NVS II erreichen in Deutschland 75% der Frauen, die im gebärfähigen Alter sind, nicht die empfohlene Zufuhr an Eisen (MRI 2008b; zitiert nach Leitzmann & Keller, 2020, S. 314).

Schwangeren wird eine tägliche Eisenzufuhr von 30 mg und Stillenden eine Zufuhr von 20 mg empfohlen (DGE 2012, zitiert nach Körner & Rösch, 2014, S. 57). Der Eisenstatus sollte regelmäßig kontrolliert werden, wobei Präparate und Supplemente nicht präventiv, sondern bei tatsächlichem Mangel zum Einsatz kommen sollten (Körner & Rösch, 2014; zitiert nach Englert & Siebert, 2016, S. 78). Es wird diskutiert, ob eine zu hohe Eisenzufuhr die Aufnahme von Zink beeinträchtigen kann, welches zu Wachstumsverzögerungen führen kann (Körner & Rösch, 2014, S. 57).

Jod

Jod, das klassische ,Schilddrüsen-Spurenelement', ist ein essenzieller Bestandteil der Schilddrüsenhormone Trijodthyronin (T_3) und Thyroxin (T_4). Diese steuern den Grundumsatz und Sauerstoffverbrauch in den Geweben, so sind sie die Schrittmacher unseres gesamten Stoffwechsels (Schmiedel, 2019, S. 194). Bei einer Überfunktion der Schilddrüse ist der Grundumsatz erhöht, bei einer Unterfunktion wiederum erniedrigt (Leitzmann et al., 2009, S.103). Ferner fördern Schilddrüsenhormone das Wachstum sowie die Knochenbildung, auch spielen sie bei Vorgängen wie etwa der Hirnentwicklung von Neugeborenen durch Förderung der Dendritenbildung sowie Myelinisierung eine entscheidende Rolle. Außerdem wirken sie auf den Stoffwechsel von Kohlenhydraten, Lipiden und Proteinen, unter anderem werden alle Schritte der Glykogenolyse und der Liponeogenese stimuliert (Leitzmann et al., 2009, S. 102f.).

Liegt ein Jodmangel vor, so ist die Konzentration der Schilddrüsenhormone verringert und dies führt zu einer vermehrten Ausschüttung von TSH (Thyroidea stimulierendes Hormon, Thyrotropin). Das Wachstum der Schilddrüse wird stimuliert, welches zu einer Kropfbildung (Struma) führt (Schmiedel, 2019, S.194). Die schwerste Form eines

Jodmangels ist der Kretinismus, hier liegen Missbildungen des Skeletts und eine Schädigung des Gehirns (Cerebrum) vor (Leitzmann et al., 2009, S. 105). Er ist bei Säuglingen zu beobachten, deren Mütter in der Schwangerschaft unzureichend mit Jod versorgt waren (ebd. S. 105). Bei Neugeborenen können Hördefekte und eine Retardierung des Skelettsystems vorkommen (Leitzmann et al., 2009, S. 407). Allerdings kann eine sehr hohe Jodzufuhr über Medikamente oder Kontrastmittel bei einem länger bestehenden Jodmangel eine Schilddrüsenüberfunktion (Hyperthyreose) auslösen (Leitzmann et al., 2009, S. 105). Daher ist es wichtig, dass Jod bei einer Überfunktion nicht eingesetzt werden darf (Schmiedel, 2019, S. 255).

Jodiertes Salz ist die wichtigste Jodquelle in Deutschland (Englert & Siebert, 2017, S. 61). Obwohl einige getrocknete Algen und Seetang teilweise große Mengen an Jod enthalten, kann eine Überdosierung dessen toxisch wirken (Englert & Siebert, 2016, S. 62). Durch die besondere Stoffwechselleistung sowie den Mehrverbrauch an Schilddrüsenhormonen haben Schwangere und Stillende einen erhöhten Jodbedarf, wobei das Kind selbst bereits ab der 12. Schwangerschaftswoche Jod benötigt, da zu dem Zeitpunkt die Hormonbildung der kindlichen Schilddrüse beginnt (Körner & Rösch, 2014, S. 34). Die Jodaufnahme bei Schwangeren und Stillenden hatte sich zeitweise verbessert, wobei es davon abhängig ist, ob die Mutter Jodtabletten oder Jodpräparate einnimmt (ebd. S. 34).

Aktuellen Studien zufolge ist die Jodversorgung bei Schwangeren und Stillenden nicht optimal. Laut *Arbeitskreis Jodmangel* hängt es damit zusammen, dass Schwangere sowie Stillende die Kosten für eine Supplementierung selbst finanzieren müssen, da die Krankenkassen diese Kosten nicht mehr erstatten (Arbeitkreis Jodmangel 2013; zitiert nach Körner & Rösch, 2014, S. 53). Etwa 10% der Neugeborenen wiesen einen latenten Jodmangel mit verminderter Schilddrüsenhormonproduktion auf (BfR und Arbeitskreis Jodmangel 2013; zitiert nach Körner & Rösch, 2014, S. 55). Jodmangel zählt der WHO zufolge zu den weltweit größten Gesundheitsproblemen, besonders für Schwangere und Kleinkinder. Nahezu ein Drittel der Weltbevölkerung ist von einer ungenügenden Jodzufuhr betroffen (Zimmermann & Andersson; zitiert nach Leitzmann & Keller, 2020, S. 320). Deutschland ist ein endemisches Jodmangelgebiet. Zur Vorbeugung von Struma und Kretinismus die Gabe von 200 μ täglich oder 1500 μ wöchentlich empfehlenswert (Schmiedel, 2019, S. 291).

Selen

Selen gehört zu den essenziellen Spurenelementen. Die Skelettmuskulatur stellt den größten Selenspeicher des Menschen dar, etwa 10-15 mg Selen sind insgesamt im Körper eines Erwachsenen enthalten (Leitzmann & Keller, 2020, S. 325). Das Spurenelement ist Bestandteil der Glutathionperoxidase, welches eine der wichtigsten antioxidativen Enzyme ist. Damit schützt Selen vor Oxidationsprozessen, die sowohl beim Altern als auch bei der Entstehung mehrerer Krankheiten wie Arteriosklerose oder Krebs verantwortlich sind (Schmiedel, 2019, S. 200). Zudem ist Selen für die Aktivierung von Schilddrüsenhormonen zuständig, bei der das Schilddrüsenhormon T4 in die biologisch aktive Form T3 umgewandelt wird (Leitzmann & Keller, 2020, S. 325). Außerdem unterstützt Selen die Entgiftung vieler Schwermetalle wie Arsen, Blei und Quecksilber sowie Medikamente (Schmiedel, 2019, S. 200). Ferner wird Selen eine antiinflammatorische und immunstimulierende Wirkung zugeschrieben (Leitzmann et al. 2009, S. 107). Da der Selengehalt pflanzlicher Lebensmittel vom Selengehalt des Bodens abhängig ist und die Böden von Mittel- und Nordeuropa sehr selenarm sind, ist die Selenkonzentration in den dort angebauten Nahrungspflanzen gering (Leitzmann & Keller, 2020, S. 325). Aufgrund der Anreicherung der Futtermittel sind Lebensmittel tierischen Ursprungs konstante Selenquellen, daher kann eine vegane Ernährung mit einem Mangel an Selen assoziiert sein (ebd. S. 325). Liegt ein Selenmangel vor, kann dies deutliche Auswirkungen auf das Immunsystem haben und gleichzeitig zur vermehrten Bildung von Radikalen führen. Der Selenbedarf in der Schwangerschaft ist um 18% erhöht. (Schmidt & Schmidt, 2018, S. 20). Da Deutschland als Selenmangelgebiet gilt, sollten Schwangere eine Supplementierung dessen in Erwägung ziehen, um sich und das Kind während der Schwangerschaft vor Infekten zu schützen (ebd. S. 20). Eine klassische Erkrankung aufgrund eines Selenmangels ist die Keshan-Krankheit, benannt nach der selenarmen Provinz Keshan in China. Hierbei handelt es sich um eine Form der Herzinsuffizienz, von der hauptsächlich junge Frauen und Kinder betroffen sind (Leitzmann et al., 2009, S. 109). Demnach empfiehlt die WHO Schwangeren eine tägliche Zufuhr von 60-70 µ Selen (WHO; zitiert nach Schmiedel, 2019, S. 200).

Abschließend kann gesagt werden, dass Veganer*Innen aufgrund des Meidens von tierischen Produkten wie Eier, Fisch und Fleisch eine geringere Zufuhr an Selen aufweisen als Mischköstler. Lebensmittel wie Knoblauch, Kokosnüsse sowie Paranüsse sind besonders reich an Selen und gut für einen optimalen Selenstatus bei Vegan lebenden und werdenden Müttern (Schmiedel, 2019, S. 201). Ein Selenmangel zieht somit einen Jodmangel nach sich, wobei auch Zink für die Funktionsfähigkeit der Schilddrüse unerlässlich ist (Schmidt & Schmidt, 2018, S. 157).

Zink

Zink ist das ‚Immun-Spuren-Element' und nach Eisen das am häufigsten im Körper vorkommende Spurenelement (Schmiedel, 2019, S. 204). 98% des Zinkbestands befinden sich in den Zellen (ebd. 204). Besonders reich an Zink sind die Inselzellen der Pankreas, die Iris und Retina des Auges, Knochen, Leber und die männlichen

(Prostata, Nebenhoden, Spermien) sowie weiblichen (Eierstöcke) Geschlechtsorgane (Leitzmann et al., 2009, S. 110; Schmiedel, 2019, S. 204).

Als Cofaktor und integraler Bestandteil beeinflusst Zink die Aktivität von mehr als 300 Enyzmen, wie z.B. die Aufrechterhaltung der Carboanhydrase (Säure-Basen-Haushalt) (Leitzmann & Keller, 2020, S. 316). Zudem spielt Zink eine bedeutende Rolle im Protein- und Nukleinsäurenstoffwechsel, bei der Translation und Transkription und somit der Genexpression (ebd. S. 316). Demnach trägt es zur Zellproliferation (schnelles Wachstum von Zellen) sowie zur Wundheilung bei. Des Weiteren ist es an der Beeinflussung des Immunsystems, dem Metabolismus von Hormonen und Neurotransmittern sowie der Stabilisierung biologischer Membranen beteiligt (ebd. S. 316).

Die Zinkspeicher der meisten Frauen sind erniedrigt, da viele von ihnen bis kurz vor der Schwangerschaft die Anti-Baby-Pille einnehmen, die zinkreduzierend wirkt (Schmidt & Schmidt, 2018, S. 18). Liegt ein leichter Zinkmangel vor, so erhöht sich das Risiko für ein niedriges Geburtsgewicht des Kindes und es kann vor und nach der Geburt leichter zu Gedeihstörungen kommen (Schmidt & Schmidt, 2018, S. 19). Bei einem niedrigen Zinkspiegel können sich der Geburtsvorgang verlängern und Geburtskomplikationen vermehrt eintreten. Liegt jedoch ein starker Zinkmangel vor, besteht die Gefahr einer Hypertonie (Bluthochdruck), einer vermehrten Eiweißausscheidung im Urin der Mutter und Wassereinlagerungen ins Gewebe (ebd. S. 19). Ferner können Früh- und Fehlgeburten, kindliche Fehlbildungen und eine Ablösung der Plazenta desgleichen mit einem Zinkmangel verbunden sein (ebd. S. 19). Allgemein gilt, dass die Absorption aus Lebensmitteln tierischen Ursprungs höher ist als aus Lebensmitteln pflanzlichen Ursprungs (Leitzmann & Keller, 2020, S. 316).

Etwa 70% der Zinkzufuhr erfolgt über Lebensmittel tierischen Ursprungs (Innereien, Fleisch Käse und Schalentiere), demzufolge sind vegane Schwangere oftmals unterversorgt (Schmidt & Schmidt, 2018, S. 19; Leitzmann & Keller, 2020, S. 316). Pflanzliche Quellen wie Buchweizen, Haferflocken, Kürbiskerne und Paranüsse und Sojabohnen sind im Vergleich zu tierischen Quellen gute Lieferanten für Zink (Englert & Siebert, 2016, S. 59). Organische Säuren wie die Zitronensäure (jedoch kein Vitamin C) fördern die Bioverfügbarkeit von Zink aus phytatreicher Kost (Getreideprodukte und Hülsenfrüchte), weil sie Komplexe mit Zink bilden und es somit in eine resorbierbare Form bringen. Hingegen wirken Tannine, die in Kaffee oder Tee enthalten sind, hemmend auf die Absorption (Hahn et al. 2016; zitiert nach Leitzmann & Keller, 2020, S. 316). Bei veganen Kostformen ist Vollkorngetreide die wichtigste Zinkquelle. Durch Einweichen und Keimen sowie durch Fermentation (Sauerteiggärung) von Getreide kann Phytat abgebaut und somit die Zinkbioverfügbarkeit erhöht werden (zusammenfassend s. Leitzmann & Keller, 2020, S. 316).

Der NVS II zufolge, erreichten 21% der Frauen die empfohlene Zufuhr nicht (MRI 2008b; zitiert nach Leitzmann & Keller, 2020, S. 318). Vegan lebende Menschen haben häufiger niedrige Blutzinkkonzentrationen, diese Tatsache ist vor allem auf die schlechtere Bioverfügbarkeit von Zink aus Lebensmitteln pflanzlichen Ursprungs zurückzuführen (Leitzmann & Keller, 2020, S. 370f.). Während einer Schwangerschaft sinken die Plasmaspiegel an Zink permanent bis auf etwa 35% der Werte von Nicht-Schwangeren ab (Elmadfa & Leitzmann, 2019; zitiert nach Leitzmann & Keller, 2020, S. 370). Um den Mehrbedarf an Zink decken zu können, empfehlen die D-A-C-H-Gesellschaften Schwangeren eine Erhöhung dessen von 8 mg auf 11 mg pro Tag (bei mittlerer Phytatzufuhr), Stillenden wird eine Erhöhung auf 13 mg pro Tag empfohlen (DGE et al. 2019; zitiert nach Leitzmann & Keller, 2020, S. 370). Schwangere Veganerinnen sollten auf eine ausreichende Zinkzufuhr achten und zusätzlich ihren Zinkstatus regelmäßig überprüfen lassen (Leitzmann & Keller, 2020, S. 371).

Abschließend lässt sich festhalten, dass auch mit einer veganen Kost der Proteinbedarf ausreichend gedeckt werden kann (Leitzmann & Keller, 2020, S. 360). Bei schwangeren und auch stillenden Veganerinnen können Mangelzustände bei mehreren kritischen Nährstoffen vorkommen, wenn die Kost nicht sorgfältig zusammengestellt wird (Leitzmann & Keller, 2020, S. 408), sie sind insbesondere Risikogruppen für einen Mangel an Kalzium, Jod und B_{12} (Leitzmann & Keller, 2020, S. 360).

1.6. Praktische Umsetzung einer veganen Ernährung anhand der Gießener veganen Lebensmittelpyramide

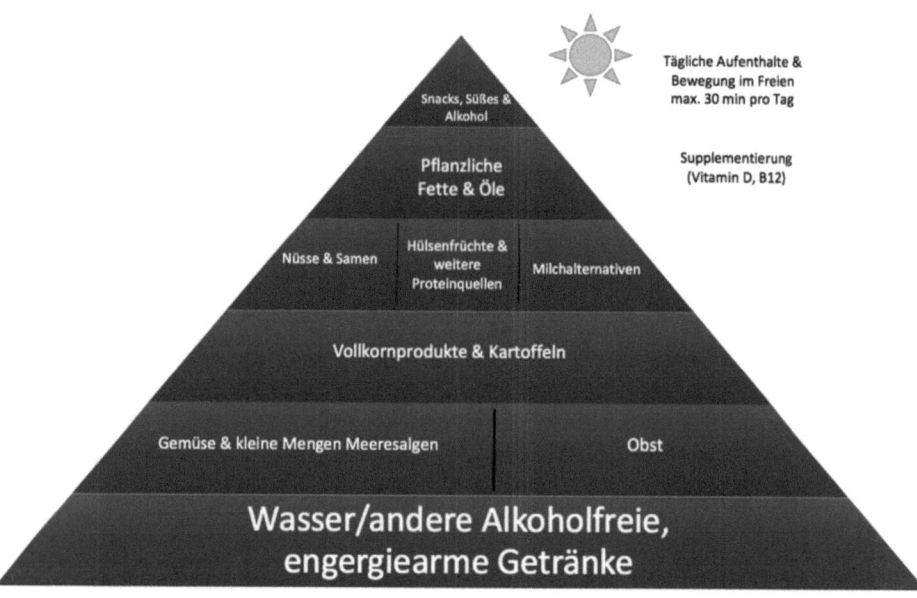

Abbildung 1 (modifiziert nach Weder et al. 2018; Leitzmann & Keller, 2020, S. 414).

Wissenschaftler der Loma Linda University in Kalifornien haben eine der ersten vegetarischen Lebensmittelpyramiden entwickelt und im Jahre 1999 publiziert. Die Pyramide soll die Prinzipien einer gesundheitsfördernden vegetarischen Ernährung sowohl qualitativ als auch quantitativ veranschaulichen (Leitzmann & Keller, 2020, S. 410f.). Diese Pyramide wurde im Jahre 2002 erweitert, sodass eine modifizierte Lebensmittelpyramide für Lakto-Vegetarier und Veganer*Innen veröffentlicht wurde (Leitzmann & Keller, 2020, S. 411).

Bei der veganen Lebensmittelpyramide werden Milch- und dessen Produkte sowie Eier durch pflanzliche Milchalternativen (Hafer-, Mandel- und Sojamilch) und Hülsenfrüchte sowie weitere Proteinquellen ersetzt (Weder et al. 2018, zitiert nach Leitzmann & Keller, 2020, S. 412). Wasser und alkoholfreie sowie energiearme Getränke bilden die Basis der Pyramide und sollten die Hauptflüssigkeitszufuhr ausmachen. Empfehlenswert sind circa 1,5 Liter Wasser pro Tag. Kalziumreiche Mineralwässer mit mehr als 400 mg Kalzium pro Liter eignen sich gut, um auch die Kalziumversorgung zu verbessern (ebd. S. 412).

Aufgrund ihrer hohen Nährstoffdichte sollten Gemüse (mindestens 3 Portionen täglich, etwa 400 g) und Obst (mindestens 2 Portionen täglich, etwa 200 g) die Grundlage einer veganen Ernährungsweise bilden. Die Zufuhr dessen sollte durch eine abwechslungsreiche Zusammenstellung nach dem ‚Ampelprinzip' erfolgen, es sollte möglichst viel rotes, oranges/gelbes und grünes Gemüse und Obst verzehrt werden (Leitzmann, 2018, S. 119). Eine kleine tägliche Menge von etwa 1-3 g an Meeresalgen (Nori-Algen) mit adäquatem Jodgehalt ist gut zur Verbesserung der Jodversorgung. Diese Algen werden in Blatt- und Flockenform angeboten. Menschen, die keine Algen verzehren, sollten alternativ eine Jodsupplementierung in Absprache mit dem Hausarzt vornehmen (Leitzmann & Keller, 2020, S. 415).

Vollkornprodukte und Kartoffeln sollten täglich in 3 Portionen verzehrt werden. Vollkornprodukte sollten gegenüber Auszugsmehlprodukten bevorzugt und täglich verzehrt werden, da Getreide der quantitativ wichtigste Proteinlieferant bei veganer Ernährung ist. Zudem stellt es eine besondere Quelle für zahlreiche Mineralstoffe, Vitamine, Ballaststoffe und sekundäre Pflanzenstoffe dar. Im vollen Korn bleibt der Nährstoffgehalt bestmöglich erhalten (ebd. S. 415).

Kartoffeln enthalten die Vitamine C, B1 und Niacin sowie die Mineralstoffe Kalium, Magnesium und Eisen, sie sollten wechselweise mit Vollkornprodukten verzehrt werden. Dabei sollten Pellkartoffeln bevorzugt und stark verarbeitete Kartoffelerzeugnisse wie Chips oder Pommes frites gemieden werden, da diese oft fettreich und salzig sind und enorme Nährstoffverluste aufweisen (ebd. S. 415).

Darüber hinaus sind Hülsenfrüchte und weitere Proteinquellen wie Tofu empfehlenswert, da sie neben dem Protein komplexe Kohlenhydrate, Ballaststoffe, viele B-Vitamine und Mineralstoffe wie Eisen, Kalium und Magnesium liefern (Leitzmann, 2018, S. 115). Täglich sollten 1-2 Portionen Nüsse und Samen (etwa 30 g) verzehrt werden, auch Nussmuse stellen eine Alternative dar. Diese weisen zwar eine hohe Energiedichte auf, allerdings haben sie ein günstiges Fettsäuremuster. Sie liefern Ballaststoffe, Vitamin E sowie Eisen, Kupfer und Zink (Leitzmann & Keller, 2020, S. 414).

Pflanzliche Öle sind aufgrund des günstigeren Fettsäuremusters tierischen Fetten vorzuziehen. Für eine optimale Versorgung mit Omega-3-Fettsäuren sollten naturbelassene Öle mit hohem Alpha-Linolensäure Anteil wie Lein-, Raps- oder Walnussöl bevorzugt werden. Täglich sollten 2-3 Esslöffel verzehrt werden, davon 1 Esslöffel mit DHA-/ EPA- angereichertem Leinöl (Leitzmann, 2018, S. 114ff.).

Zusätzlich sollte jodiertes Speisesalz oder mit jodhaltigen Algen angereichertes Meersalz verwendet werden (sparsam) und eine Vitamin D- und Vitamin B_{12}-Supplememtierung erfolgen (Leitzmann & Keller, 2020, S. 414).

1.6.1. Tages-Ernährungsplan für vegane Schwangere

Für vegane Schwangere ist es optimal mehrmals über den Tag verteilt kleine Mahlzeiten mit proteinreichen Lebensmitteln zu verzehren. Die folgende Übersicht stellt ein Beispiel für einen Tages-Ernährungsplan für schwangere Veganerinnen dar.

Tabelle 2 Beispiel für einen 1-Tages-Ernährungsplan für eine vegane, schwangere Frau (entnommen aus Pirker, 2019, S. 11).

Frühstück	125 Milliliter Orangensaft (angereichert mit Kalzium), Fruchtaufstrich, Porridge mit Ahornsirup, 1 Scheibe Vollkorntoast, 230 Milliliter angereicherte Sojamilch
Snack 1	1 Banane, 1/2 Vollkornbrötchen mit Margarine, Kalzium-angereicherter Saft
Mittagessen	1 Portion gedämpftes Blattgemüse, Quinoa mit Sojalaibchen, 1 mittelgroßer Apfel, 230 Milliliter angereicherte Sojamilch
Snack 2	Heidelbeeren, Müsliriegel, 230 Milliliter Sojamilch
Abendessen	Gebratenes Gemüse mit Tofu, 1 Portion Vollkornreis, mittelgroße Orange
Snack 3	125 Milliliter Apfelsaft, Vollkornkekse, 2 Esslöffel Nussmus

Bei zusätzlicher Einnahme von Multivitamin-Präparaten mit Vitamin D und B_{12} sowie Eisen und Zink kann der obige Plan den Nährstoffbedarf decken. Aus dem Beispielplan ergeben sich folgende Angaben: etwa 2500kcal, 94g Protein, 70g Fett und 369g Kohlenhydrate (Wasserman & Mangels, 1999; zitiert nach Pirker, 2019, S. 11).

1.7. Einfluss veganer Ernährung auf ernährungsmitbedingte Erkrankungen

Die Häufigkeit ernährungsassoziierter chronischer Erkrankungen wie Bluthochdruck (Hypertonie), Herz-Kreislauf-Erkrankungen (kardiovaskuläre Erkrankungen), Übergewicht und Adipositas sowie Diabetes nimmt weltweit zu (Keller & Gätjen, 2016, S. 36). Die Hauptursache für die Zunahme dieser Erkrankungen ist der Lebensstil, neben Rauchen und Bewegungsmangel allerdings auch die sogenannte ‚western diet'. Darunter ist ein Verzehrsmuster mit einer hohen Zufuhr von Cholesterin, Fett, Protein,

Salz und Zucker sowie häufigem Verzehr von verarbeiteten Lebensmitteln zu verstehen (ebd. S. 36). Die vegane Ernährung rückt zunehmend in dem Mittelpunkt des wissenschaftlichen Interesses (Englert & Siebert, 2016, S. 107). Im Folgenden wird der positive Einfluss einer veganen Ernährungsweise auf diese ernährungsmitbedingten Erkrankungen aufgezeigt werden.

1.7.1. Hypertonie

Für die Entstehung von kardiovaskulären Erkrankungen gilt Bluthochdruck (Hypertonie) als primärer Risikofaktor. Zudem ist Hypertonie sehr altersabhängig und betrifft in Deutschland etwa 30% der erwachsenen Bevölkerung (Leitzmann, 2018, S. 107). Als Bluthochdruck gilt ein systolischer Blutdruck von > 140 mm Hg und ein diastolischer Blutdruck von > 90 mm Hg (ebd. S. 107). In der Adventist Health Study 2 (AHS-2) war das Hypertonierisiko nach Berücksichtigung des Body-Mass-Index (BMI) bei Veganer*Innen um etwa 50% geringer als bei Fleischessern (Keller & Gätjen, 2016, S. 38). Eine vegane Ernährung ist zur Prävention und Therapie einer vorhandenen Hypertonie gut geeignet. Der reichliche Verzehr von Gemüse, Obst, Soja- und Vollkornprodukten sowie Hülsenfrüchten und die damit verbundene höhere Zufuhr von Kalium, Magnesium und pflanzlichem Protein wirken blutdrucksenkend (Leitzmann & Keller, 2020, S. 160f.). Eine hohe Ballaststoffzufuhr und eine niedrige Zufuhr an gesättigten Fettsäuren wirken einem Blutdruckanstieg entgegen (Leitzmann, 2018, S. 108). Hingegen wirkt der Verzehr von rotem Fleisch blutdrucksteigernd (Keller & Gätjen, 2016, S. 38).

Demnach weisen Veganer*Innen meist niedrigere Blutdruckwerte als Mischköstler*Innen auf. Die gesamte Lebensweise von Veganer*Innen ist eine Erklärung ihrer meist normalen Blutdruckwerte (Leitzmann, 2018, S. 108).

1.7.2. Herz-Kreislauf-Erkrankungen

Etwa 37% aller Todesfälle in Deutschland aus dem Jahre 2016 sind auf kardiovaskuläre Erkrankungen zurückzuführen (Leitzmann & Keller, 2020, S. 176).

Primäre Risikofaktoren wie Rauchen, Hypertonie und hohe Cholesterinwerte im Blut sowie sekundäre Risikofaktoren wie Übergewicht, Diabetes Typ-2 und Bewegungsmangel erhöhen das Risiko der Entstehung von Atherosklerose. Hierbei kommt es zu Ablagerungen (Plaques) an der Gefäßinnenwand, das eine Minderdurchblutung der Blutgefäße zur Folge hat. Die Ernährung hat wesentlichen Einfluss auf die meisten oben genannten Faktoren (zusammenfassend s. Leitzmann, 2018, S. 106f.).

Eine vegane Kost ist ballaststoffreicher, fett- und cholesterinärmer und gekennzeichnet durch ein höheres Verhältnis der mehrfach ungesättigten Fettsäuren zu gesättigten Fettsäuren. Das günstigere Fettverhältnis bewirkt eine Senkung des Gesamt-Cholesterins (Leitzmann, 2018, S. 107).

1.7.3. Übergewicht und Adipositas

Übergewicht ist weltweit die verbreiteste Erkrankung, die zugleich als Risikofaktor für eine Vielzahl weiterer Erkrankungen gilt (Leitzmann, 2018, S. 105). In Deutschland ist jede zweite Frau und zwei von drei Männern übergewichtig (ebd. S. 105). Mit zunehmendem Wohlstand steigt das Problem einer energetischen Überversorgung, dabei begünstigt die ständige Verfügbarkeit hyperkalorischer und stark verarbeiteter Lebensmittel eine Gewichtszunahme (Englert & Siebert, 2016, S. 114). Das Fettgewebe im Oberbauch (viszerales Fett) erhöht das Risiko für kardiovaskuläre Erkrankungen (Leitzmann & Keller, 2020, S. 184).

Vegan lebende Menschen leiden seltener an Übergewicht als Mischköstler. Zum einen liegt es daran, dass die vegane Kost meist weniger Gesamtfett und einen hohen Ballaststoffanteil enthält. Demnach lässt sich eine niedrigere Nahrungsenergiedichte als eine Mischkost aufweisen. Zum anderen haben Veganer*innen meist eine gesundheitsbewusstere Lebenseinstellung, dazu zählen ein geringerer Alkoholkonsum und regelmäßige körperliche Aktivität (Leitzmann, 2018, S. 106).

Laut den epidemiologischen Kohortenstudien AHS-2 und European Prospective Investigation into Cancer and Nutrition (EPIC-Oxford) nimmt der durchschnittliche BMI ab, je mehr tierische Lebensmittel ausgeschlossen werden (Englert & Siebert, 2016, S. 116). Demzufolge kann eine vollwertige vegane Kost dazu beitragen, die Entstehung von Übergewicht zu verhindern oder ein bestehendes Übergewicht zu reduzieren (Leitzmann, 2018, S. 106).

1.7.4. Diabetes mellitus

Bei Diabetes mellitus (Zuckerkrankheit) handelt es sich um eine weitverbreitete Stoffwechselerkrankung. Es werden vier Grundformen des Diabetes' unterschieden: Diabetes Typ-1 (Autoimmunerkrankung), Diabetes Typ-2 (gestörte Insulinwirkung), Gestationsdiabetes (Schwangerschaftsdiabetes) sowie Diabetes anderer Ursachen (Leitzmann & Keller, 2020, S. 126). Der Gestationsdiabetes ist durch eine erstmals während der Schwangerschaft auftretende oder diagnostizierte Störung der Glukosetoleranz gekennzeichnet. Zudem ist es die in der Schwangerschaft am häufigsten vorkommende Erkrankung (Leitzmann & Keller, 2020, S. 126f.). Veganer*Innen erreichen mit komplexen Kohlenhydraten, die in Hülsenfrüchten und Nüssen enthalten sind, eine gleichmäßige Abgabe von Kohlenhydraten ins Blut. Eine hohe Ballaststoff-aufnahme hat eine verzögerte Freisetzung der Nährstoffe und damit eine verzögerte Glucoseresorption zur Folge. Dadurch steigt der Blutglucosespiegel langsamer an, wodurch die Insulinsensitivität der peripheren Gewebe erhöht wird (Leitzmann, 2018, S. 108).

Eine vegane Ernährung beugt der Entstehung von Übergewicht (einem wesentlichen Risikofaktor für Diabetes) vor, zum anderen hat die höhere Zufuhr von Vollkornpro-dukten und Ballaststoffen aus Getreide eine risikosenkende Wirkung (Leitzmann & Keller, 2020, S. 142).

Laut Untersuchungen bei veganen Schwangeren werden typische Schwanger-schaftserkrankungen wie Schwangerschaftshochdruck (Präeklampsie), Wochenbett-depression (Postpartumdepression) sowie Kind- und Müttersterblichkeit seltener be-obachtet (zusammenfassend s. ecodemy, 2018, S. 5). In Studien waren Neugebo-rene, deren Mütter sich vegan ernährten, seltener von Adipositas, Diabetes, Ekze-men, Kiefer-Gaumen-Spalte und von Erkrankungen der Atemwege betroffen. Zu-gleich entfällt die potentielle Schwermetallbelastung von Mutter und Fetus durch den Fischkonsum (zusammenfassend s. ecodemy, 2018, S. 6). Epidemiologischen Stu-dien zufolge weisen Vegetarier*Innen und Veganer*Innen ein geringeres Risiko für einige ernährungsmitbedingte Erkrankungen auf. Zusammenfassend kann gesagt werden, dass eine Ernährungsweise auf pflanzlicher Basis deutliche gesundheitliche Vorteile mit sich zu bringen scheint und der Konsum von mehr pflanzlichen und we-niger tierischen Lebensmitteln für die Gesundheit und der Prävention von Krankheiten wichtig ist (Koeder, 2014, S. 102).

2. Forschungsstand

Eine Untersuchung des Bundesinstituts für Risikobewertung (BfR) im Jahr 2016 zeigte, dass Veganlebende größtenteils (zu 71%) junge Weibliche sind. 39% der jun-gen Veganerinnen sind zwischen 18-29 Jahre und 37% zwischen 30-39 Jahre alt. Die Mehrheit von 64% hatte einen Fachhochschul- oder Hochschulabschluss, jedoch geht ihre überdurchschnittlich hohe Bildung nicht mit einem höheren Einkommen ein-her. Zudem lebten die befragten Veganerinnen zumeist in Single- oder Zweiperso-nenhaushalten (BfR 2016; zitiert nach Leitzmann & Keller, 2020, S. 27). Daraus ergibt sich nach Skopos folgendes Fazit: „Der typische Veganertyp ist weiblich, Ende 20 bzw. Anfang 30 und befindet sich im Übergang zwischen Studium und Beruf. Er lebt mit einem Lebenspartner, der ebenfalls Veganer ist." (Skopos 2016; ebd. S. 27). Mög-licherweise kann das niedrige Haushaltseinkommen der Veganer*Innen durch die

Übergangszeit zwischen Studium und Beruf erklärt werden (ebd. S. 27). Sowohl in der Vergangenheit als auch heute wird bei einer veganen Ernährung oftmals über einen Nährstoffmangel diskutiert (Leitzmann, 2018, S.49). Verschiedene Gesellschaften veröffentlichten in den letzten Jahren Empfehlungen und Positionspapiere zu der Thematik. Eine vegane Ernährung für Schwangere wird von der DGE nicht empfohlen, da sich durch den Verzicht auf Lebensmittel tierischer Herkunft das Risiko für Nährstoffdefizite und somit zugleich das Risiko für Gesundheitsstörungen erhöhe (Richter et al. 2016; zitiert nach Leitzmann & Keller, 2020, S.361). Bemerkenswert ist, dass eine vegane Ernährung nicht vollständig abgelehnt wird, so präzisiert die DGE: „Wer sich dennoch vegan ernähren möchte, sollte dauerhaft ein Vitamin-B$_{12}$-Präparat einnehmen, auf eine ausreichende Zufuhr v.a. der kritischen Nährstoffe achten und gegebenenfalls angereicherte Lebensmittel und Nährstoffpräparate verwenden. Dazu sollte eine Beratung von einer qualifizierten Ernährungsfachkraft erfolgen und die Versorgung mit kritischen Nährstoffen regelmäßig ärztlich überprüft werden" (DGE, 2016).

Die Academy of Nutrition and Dietetics (ADA) veröffentlichte in 2009 ein Positionspapier zu ‚Vegetarian Diets'. Im Gegensatz zu der DGE steht die ADA positiver zu einer veganen Ernährung. Laut ADA ist eine gut geplante vegane Ernährung für jede Altersgruppe, auch für Schwangere, Stillende und Kinder geeignet. Allerdings empfiehlt die ADA für eine optimale Nährstoffzufuhr die Einnahme von Supplementen (ÖGE, 2020).

2.1. Empirischer Teil

Hierbei wird auf die verschiedenen Fragestellungen (Leitfaden) und den daraus resultierenden Hypothesen eingegangen. Diese Fragen wurden so konzipiert, sodass sie eine Ergänzung zu den Inhalten der Fachliteratur sind. Fragen wie ‚Wie stehen Sie dazu?' bieten einen großen Freiraum für die Befragten, die subjektiven Erfahrungen sind hierbei sehr wichtig, da sie einen realen Bezug zum Thema herstellen.

Der empirische Teil der Thesis besteht aus 4 Interviews mit jeweils sechs Fragen und Unterfragen. Diese wurden mit einer Diätassistentin aus XY (Kreis XY), einer Ärztin für Geburtshilfe (XY) und einer Ernährungsberaterin (XY) durchgeführt. Ein weiteres Interview wurde mit einer Bekannten aus XY durchgeführt, die sich während ihrer Schwangerschaft vegan ernährt hat. Neben den Aussagen der Fachkräfte soll das letzte Interview aus der Sicht der Laiin als Erfahrungsbericht dienen und aufzeigen, dass eine gut geplante vegane Ernährung durchführbar ist. Dann wird die Methodik mit den zugrundeliegenden Interviewformen beschrieben, gefolgt von der Auswertung.

2.2. Forschungsfrage

Inwiefern ist eine vegane Ernährung in der Schwangerschaft ohne Nährstoffdefizite praktizierbar, sodass Mutter und Kind optimal versorgt und gesund sind und welche Vorteile bietet diese Ernährungsform?

2.3. Leitfaden und Hypothesen

Fragestellung 1: Die DGE ist der Meinung, dass „eine vegane Ernährung für Schwangere, Stillende, Säuglinge und Kleinkinder nicht geeignet ist, da diese Form der Ernährung die ausreichende Versorgung mit Nährstoffen bei diesen Gruppen nicht gewährleisten kann"; während die Academy of Nutrition and Dietetics (ADA, 2009) diese Ernährungsform positiv sieht. Laut ADA wäre eine vegane Ernährung, die gut geplant sei, gesund und bedarfsgerecht.
Wie stehen Sie dazu?

Fragestellung 2: Kommt es zu der Entscheidung, sich während der Schwangerschaft vegan zu ernähren, wie läuft eine qualifizierte Beratung ab? Wie regelmäßig treffen sich Klient und Arzt?

Fragestellung 3: Was für Nährstoffpräparate zur Versorgung der kritischen Nährstoffe werden verschrieben & inwiefern können diese eine Gefahr für das Kind darstellen (Dosierung)? Wie kritisch ist Selen in der Schwangerschaft?

Fragestellung 4: Laut Studien haben Veganer*Innen ein geringeres Risiko für Hypertonie, Herzkrankheiten und an Diabetes Typ 2 zu erkranken, wohingegen sie meist eine geringere Aufnahme verschiedener Nährstoffe aufweisen. Können Sie dem erfahrungsgemäß zustimmen und wie stehen Sie dazu?

Fragestellung 5: Wie wird ein Ernährungsplan für vegane Schwangere zusammengesetzt und wie lange wird er in der Regel umgesetzt? Inwiefern ist ein solcher Plan individuell angepasst?

Fragestellung 6: Wie sieht die praktische Umsetzung der veganen Ernährungspyramide in Wirklichkeit aus?

Hypothesen zu Interview 1

Hypothese 1: Bei mangelnder Versorgung mit Vitamin B_{12} kommt es zu Gedeihstörungen und Mangelerscheinungen, wodurch Neugeborene einen Rücklauf in Entwicklung und Intelligenz zeigen können. Es dauert bis es zu Mangelerscheinungen kommt. Bei sinkendem Vitamin B_{12}- Spiegel sinkt auch der Eisenspiegel. Dies hat zur Folge, dass auch pflanzliches Eisen schlechter resorbiert wird. Eine vegane Ernährung kann funktionieren - vorausgesetzt, dass man gut informiert ist und gegebenenfalls ein Seminar zu der Thematik belegt. Allerdings ist eine 100%ige Umsetzung schwierig. Ein Facharzt ist notwendig.

Hypothese 2: Im Internet kann man über das VDD einen qualifizierten Fachmann für Diättherapie im Umfeld suchen. Es werden bis zu 5-7 Beratungen von der Krankenkasse übernommen. Die Begleitung einer Diätassistentin ist empfehlenswert, um Mangelerscheinungen vorzubeugen.

Hypothese 3: Der richtige Zeitpunkt der Einnahme von Eisen ist wichtig, da Präparate auf den Magen schlagen können und somit Magenbeschwerden verursachen können. Eine Überdosierung kann sich negativ auf die Funktionsweise der Leber auswirken, insbesondere bei der Einnahme von Multivitaminpräparaten ist aufzupassen. Ein regelmäßiges Blutbild ist empfehlenswert.
Präparate sollten nur bei bestehendem Mangel und Bedarf und in Absprache mit Ernährungsberater und Frauenarzt eingenommen werden. Sie sollten abgesetzt werden sobald ein vorliegender Mangel normalisiert ist.

Hypothese 4: Erhöhte Cholesterinwerte sind bei einer veganen Ernährung nicht zu erwarten, da pflanzliche Lebensmittel keine Cholesterine enthalten. Eine vegane Ernährung ist in vielen Bereichen vorteilhaft, allerdings können Fertigprodukte sehr salzlastig sein. Sojaprodukte sind bezüglich der Herkunft, Emulgatoren, Geschmacksverstärker kritisch zu betrachten. Es ist empfehlenswert, Soja und Tofu Natur zu kaufen und selber zu verarbeiten. Je länger eine Zutatenliste ist, desto weniger ist es kaufbar.

Hypothese 5: Ein Plan in Begleitung von Fachleuten ist wichtig, um das Kind nicht in Gefahr zu bringen.

Hypothese 6: Mit Bekanntwerden der Schwangerschaft sollte man regelmäßig seine Werte überprüfen lassen, um bestehenden Nährstoffmängeln entgegenzuwirken.

Hypothese 7: Die meisten Veganer*Innen betrachten die vegane Ernährungspyramide kaum. Veganer*Innen, die gut informiert sind und auch keine Mangelerscheinungen aufweisen, haben meistens eine gute Compliance.

Hypothese 8: Kleinstkinder sollte man nicht vegan ernähren, da sie sich in einer ständigen Wachstumsphase befinden.

Hypothese 9: Vitamin B$_{12}$ ist das kritischste Vitamin bei Veganer*Innen. Dann kommt das Vitamin D und Calcium. Öle und Nüssen sind wichtige Quellen für gute Fette.

Hypothesen zu Interview 2

Hypothese 1: Eine vegane Ernährung ist eine Herausforderung, die aber zu verantworten ist, wenn man gut informiert ist und sich ärztlich untersuchen lässt.

Hypothese 2: In Absprache mit dem Hausarzt sollte einmal im Monat eine Blutkontrolle stattfinden und die Einnahme von Vitamin B-Präparaten gesichert werden.

Hypothese 3: Es besteht insbesondere die Gefahr eines Vitamin B-Mangels aufgrund des überwiegend wegfallenden tierischen Ursprungs, zugleich sollten Präparate zur Eisenversorgung eingenommen werden.

Hypothese 4: Eine Überdosierung ist eher unwahrscheinlich, da die Leber und Nieren sehr gute insuffiziente Ausscheidungsorgane sind.

Hypothese 5: Selen ist ein Spurenelement, das auch in der Krebstherapie additiv verabreicht wird und dem viele Heilkräfte zugeschrieben werden. Zink gehört nicht zu den Empfehlungen wie Eisen, sodass es allen Schwangeren gegeben werden muss.

Hypothese 6: Eine vegane Ernährung hat meistens gesundheitliche, politische, ökologische sowie weltanschauliche Gründe. Es handelt sich in der Regel um Frauen, die sportlich aktiv sind, auf Genussmittel verzichten und insgesamt auf ihr Wohlbefinden achten und somit einen gesünderen Lebensstil aufweisen als der Durchschnitt der Bevölkerung. Es ist schwierig die Zufuhr aller Nährstoffe zu sichern, allerdings machbar indem man sich informiert.

Hypothese 7: Jegliche Angaben bezüglich eines Ernährungsplans für vegane Schwangere kann ich nicht machen, da es für mich als Oberärztin für Geburtshilfe zu speziell ist.

Hypothese 8: Es ist sehr selten, dass wir vegane Schwangere bei uns entbinden und die Frage ist ebenfalls zu speziell für mich.

Hypothesen zu Interview 3

Hypothese 1: Durch den Verzicht auf bestimmte Lebensmittelgruppen besteht ein stärkeres Risiko einer Unterversorgung. Ein großes Lebensmittelwissen sowie eine Supplementierung sind nötig, um eine ausreichende Versorgung der verschiedenen Nährstoffe gewährleisten zu können. Es ist die Aufgabe der Ernährungsberatung, die Betroffenen hinsichtlich einer optimalen veganen Ernährung sowie der Einnahme von Supplementen zu beraten.

Hypothese 2: Ein Ernährungsprotokoll und Laborberichte können eine Ausgangsbasis zur Optimierung der Nährstoffzufuhr sein, um den Interventionsbedarf einschätzen zu können. Alternativ kann auf eine vegetarische Ernährung aufmerksam gemacht werden, die vieles vereinfachen würde. Die Dauer einer Beratung hängt davon ab, wie lange die Person schon vegan lebt. Demzufolge kommen individuelle Fragen auf.

Hypothese 3: Bei vorliegenden Mängeln ist es die Aufgabe des Arztes, betreffende Präparate in jeweiliger Dosis zu verschreiben sowie Über- und Unterdosierungen zu vermeiden. Die größte Gefahr besteht bei der Kombination von mehreren Kombipräparaten. Dabei können sich Symptome wie Abgeschlagenheit und Müdigkeit ergeben. Nahrungsergänzungsmittel hingegen können von Ernährungsberatern verschrieben werden.

Hypothese 4: Obwohl eine vegane Ernährung protektive Effekte bietet, sind die Nachteile und langfristigen Folgen wie ein Vitamin B_{12}- Mangel für das Ungeborene die wichtigere Komponente als der Schutz gegen Herzerkrankungen.

Hypothese 5: Ein persönlicher Essensplan sollte nicht ausgestellt werden, da es auf Dauer nicht umsetzbar ist. Ein Ernährungsprotokoll anhand der veganen Ernährungspyramide könnte als eine Anregung oder Ausgangsbasis dienen, um Lebensmittel mit gewissen Nährstoffen anzureichern und zu schauen welche Risikonährstoffe es gibt.

Hypothese 6: Die Umsetzung einer solchen Ernährungsweise ist sehr individuell und unterschiedlich, da es ein breites Spektrum an Beweggründen gibt. Die individuelle Beratung ist wichtig, damit es auch umsetzbar ist.

Hypothesen zu Interview 4

Hypothese 1: Mit fünf Jahren habe ich zusehen müssen wie ein Hase geschlachtet wurde, seitdem habe ich aufgehört Fleisch zu essen. Mit Aktivismus bin ich dann auch vegan geworden.

Hypothese 2: Während der Schwangerschaft hatte ich einen Eisenmangel, der allerdings nur 0,1% unter dem Normwert lag und einen Vitamin B_{12}-Mangel, der nicht gravierend war.

Hypothese 3: Nach 16 Stunden Wehen hatte ich aufgrund der Größe und Gewicht des Kindes (viereinhalb Kilo) einen Geburtsstillstand.

Hypothese 4: Alle Blutwerte sind zufriedenstellend, daher nehme ich keine Supplemente. Ab und an greife ich zu einer Vitamin B_{12}-Tablette. Meine Tochter supplementiert nur Vitamin D.

Hypothese 5: Ich wurde von meiner Partnerin und meiner Hebamme unterstützt, später auch von meiner Ärztin als sie mit meinen Blutwerten zufrieden war.

Hypothese 6: Ich habe mich mehr bei meiner Hebamme behandeln lassen als bei meiner Frauenärztin. Bei der Frauenärztin war ich zweimal zur Blutabgabe.

3. Methodik

Nach einer Begriffsdefinition von ‚Interview' werden die zugrundeliegenden Interviewformen der durchgeführten Interviews näher beschrieben werden.

Das Interview im Forschungsdesign

Als Interview wird eine verabredete Zusammenkunft, in der Regel eine direkte Interaktion zwischen zwei Personen verstanden, die sich auf der Basis zuvor getroffener Vereinbarungen und damit festgelegter Rollenvergaben als Befragte und Interviewte begegnen (zusammenfassend s. Friebertshäuser, Langer & Prengel, 2013, S. 438).

Interviewformen

Bevor ein Interview durchgeführt wird, muss eine Interviewkategorie festgelegt werden. Dabei unterscheidet man das streng strukturierte, halbstrukturierte und um umstrukturierte Interview (Bachelorprint, 2020). Den durchgeführten Interviews liegen sechs Leitfragen zugrunde, denen auch vertiefende Fragen zugeordnet sind, die sich während des Interviews ergeben haben. Demzufolge handelt es sich bei den durchgeführten Interviews um halbstrukturierte Interviews, da neben den strukturierten Fragen zusätzliche Fragen aufgekommen sind.

Zudem können die durchgeführten Interviews als Leitfadeninterviews- und Experteninterviews kategorisiert werden. Ein Leitfaden-Interview ist eine Erhebungsmethode der qualitativen Forschung. Es handelt sich um ein Interview, das durch einen Leitfaden mehr oder weniger stark strukturiert wird (Bachelorprint, 2020). Die Fragen des Interview-Leitfadens lassen sich erst auf Basis fundierter, empirischer oder theoretischer Kenntnisse formulieren. Der Leitfaden kann auch dazu dienen, die Ergebnisse der verschiedenen Interviews vergleichen zu können (Friebertshäuser et al., 2013, S. 439). Eine Variante für die Vorstrukturierung des Interviews durch den Leitfaden können vorab formulierte Fragen sein, die zumeist auch nach einer festgelegten Reihenfolge von den Befragten beantwortet werden (ebd. S. 439). Dabei dienen die Leitfragen als Gerüst, wobei die einzelnen Themenkomplexe offen gehaltene Erzählaufforderungen enthalten ,Wie stehen Sie dazu?' (siehe Leitfragen). Mit diesen sollen die Befragten dazu aufgefordert werden, subjektive Erfahrungen und Einschätzungen anhand von persönlichen Erlebnissen darzustellen. Es besteht auch die Möglichkeit, die angesprochenen Themen durch weitere Fragen zu vertiefen ,Wie kritisch sehen Sie Selen in der Schwangerschaft?' oder ,Haben Sie persönliche Erfahrungen oder Patienten gehabt, die komplett von dieser Pyramide abgewichen sind?' (siehe Interviews im Anhang).

Auch ein Experteninterview ist eine leitfadenorientierte, qualitative Erhebungsmethode (Friebertshäuser et al., 2013, S. 459). „Als Expertin kommt in Betracht, wer sich durch eine „institutionalisierte Kompetenz zur Konstruktion von Wirklichkeit" auszeichnet" (Hitzler et al., 1994; zitiert nach Friebertshäuser et al., 2013, S. 461). Bei den Befragten (Diätassistentin, Oberärztin für Geburtshilfe, Ernährungsberaterin) handelt es sich um Experten, die zum Teil langjährige Erfahrungen hinter sich haben und über ein spezifisches Wissen zu der Thematik verfügen. Dieses Wissen wird anhand des Leitfadens während der Interviews erhoben.

Auswertung

Die Auswertung der Hypothesen und somit der ganzen Interviews setzt die Transkription der auf Tonband protokollierten Interviews voraus (Langer; zitiert nach Friebertshäuser et al., 2013, S. 466). Zum einen sollen durch den Einsatz der Interviews konkrete Aussagen zum Forschungsgegenstand gemacht werden, zum anderen ein Vergleich zwischen den einzelnen Interviews möglich gemacht werden. Der Leitfaden soll die Interviewsituation strukturieren und zugleich als Orientierungshilfe dienen, allerdings mit dem Ziel, die Interviereinflüsse weitestgehend gering zu halten (Bachelorprint, 2020). Ein solches empirisches Vorgehen ist notwendig, um einen realen Bezug zur Thematik sicherstellen zu können und um die Theorie bzw. die Forschungsfragen durch eine praxisnahe Perspektive beleuchten zu können (zusammenfassend s. Bachelorprint, 2020). Darüber hinaus ist die subjektive Perspektive der Befragten (Experten) für die vorliegende Thesis von großem Interesse und Nutzen.

Die ‚zusammenfassende Interpretation' ist ein häufig angewendetes Verfahren für die Auswertung von Leitfadeninterviews, die von Mayring als eine mögliche Auswertungsform im Rahmen qualitativer Inhaltsanalysen beschrieben wird. Es handelt sich um eine schrittweise Zusammenfassung und Reduktion der Interviewtranskripte (zusammenfassend s. Friebertshäuser et al., 2013, S. 477). Laut den befragten Experten erhöht eine vegane Ernährung das Risiko für Nährstoffmängel und wird somit als eine große Herausforderung angesehen. Allerdings ist eine vegane Ernährung zu verantworten ist, wenn man gut informiert ist, sich ärztlich untersuchen lässt und eine gute Compliance zeigt. Die Äußerungen und Meinungen der Experten sind weitestgehend übereinstimmend. Bemerkenswert ist, dass Expertin B im Vergleich zu den Experten A und C weniger und oberflächlicher auf die kritischen Nährstoffe und deren Auswirkungen eingegangen ist. Sie erwähnte auch mehrmals, dass gewisse Fragen zu speziell für sie sind, da sie mehr im Bereich der Geburtshilfe tätig ist. Das letzte Interview mit der Laiin zeigt, dass Nährstoffmängel aufgetreten sind, die allerdings nicht gravierend waren. Das Kind kam zwar nach 16 Stunden Wehen auf die Welt, allerdings mit einer normalen Körpergröße- und gewicht. Die im Theorieteil beschriebenen möglichen Auswirkungen wie Fehlgeburten, Gedeihstörungen und Ähnliches, die aufgrund einer veganen Ernährung resultieren können, treffen bei der Befragten kaum zu. Somit ist die Laiin ein positives Beispiel dafür, dass eine Schwangerschaft und Geburt auf Basis einer veganen Ernährungs- und Lebensweise völlig normal verlaufen können.

4. Diskussion und Ausblick

Die eingeschränkte Lebensmittelauswahl bei einer veganen Ernährung kann zuerst einmal zu der Schlussfolgerung führen, es sei eine Mangelernährung. Der erhöhte Energie- und Nährstoffbedarf in der Schwangerschaft würde diese auch bestätigen. Sowohl eine Kombination verschiedenster Lebensmittel mit einer hohen Nährstoffdichte für eine optimalere Verfügbarkeit als auch eine nährstoffschonende Zubereitung können zu einer gesicherten Ernährung enorm beitragen. Ferner bietet eine vegane Ernährungsweise- und der vegane Lebensstil neben zahlreichen gesundheitlichen Vorteilen auch gutes für die Tiere und der Umwelt (zusammenfassend s. ecodemy, 2018, S. 24).

Abschließend lässt sich feststellen, dass eine ausgewogene oder überwiegend vegane Ernährungsweise auch während der Schwangerschaft den Bedarf der meisten Nährstoffe decken kann. Laut Aussagen und Empfehlungen renommierter Institutionen, zahlreicher Autoren und Spezialisten im Bereich Ernährung sowie vorhandenen wissenschaftlichen Studien stellt eine vegane Ernährung eine gesundheitsfördernde Ernährungsweise dar (Albert Schweizer, 2014). Bedauerlicherweise gibt es nur wenige aktuelle und aussagekräftige Studien, die die Auswirkungen einer veganen Ernährung auf Schwangere, Stillende und Säuglinge untersuchen. Die Thematik wird kontrovers von Fachgesellschaften diskutiert, wobei die Ergebnisse der vorhandenen Studien meist sehr heterogen sind (Pirker, 2019, S. 36). Allerdings ist es wichtig während der Schwangerschaft zusätzlich auf eine bedarfsdeckende Nahrungsenergie- und Proteinzufuhr zu achten. Ohne eine zusätzliche Supplementierung besteht das Risiko, dass die Frau zu Beginn einer Schwangerschaft zu geringe Reserven oder Defizite aufweist. Demzufolge ist eine regelmäßige Kontrolle der potentiellen kritischen Nährstoffe sowie Durchführung von Bluttests sinnvoll. Dies betrifft in erster Linie die Vitamine D und B_{12}, die langkettige Omega-3-Fettsäure DHA und Jod. Zudem erreichen viele Veganerinnen die empfohlene Menge an Kalzium nicht, ihre Zufuhr liegt unter den Referenzwerten. Für eine ausreichende Versorgung mit den Vitaminen B_2 und B_6 sowie der Mineralstoffe Eisen, Selen und Zink ist ebenfalls zu achten. Generell ist eine Versorgung mit Vitamin B_{12} zu gewährleisten, da es das kritischste Vitamin für Vegan lebende darstellt (Leitzmann & Keller, 2020, S. 373).

Eine vegane Ernährung ist in allen Lebensphasen möglich, solange die Kost gut geplant und die genügende Zufuhr der kritischen Nährstoffe sichergestellt wird und diese bei Bedarf supplementiert werden (Leitzmann & Keller, 2020, S. 408).

Zusammenfassend kann gesagt werden, dass in diesem Gebiet eindeutig ein Bedarf weiterer Forschungen besteht, um konkrete Aussagen und Schlüsse machen zu können. Fehlerhafte Informationen über eine vegane Ernährung können zu diversen

Nährstoffmängeln und somit zu irreversiblen Schäden führen. Dennoch liefern die bisherigen Ergebnisse aus Studien keinen Grund zur Sorge, solange die vegane Ernährung akkurat geplant und auf die kritischen Nährstoffe besonders geachtet wird. Neben einer ausgewogenen Ernährung und der Einnahme von Supplementen ist eine Ernährungsberatung unter Einbezug der veganen Ernährungspyramide sowie regelmäßige Bluttests ratsam, um einer Mangelernährung vorbeugen zu können. Anhand der durchgeführten Interviews für diese Thesis kann angenommen werden, dass sich viele vegane Schwangere über ein erhöhtes Risiko von Nährstoffmängeln bewusst sind, sich ausreichend informieren und bei Bedarf auf Supplemente greifen, um möglichst gut versorgt zu sein.

Literaturverzeichnis

➢ Beck, J., Berges, U., Hanrieder, D. & Löbbert, R. (2013). *Lebensmittel Waren, Qualitäten, Trends* (5. Aufl.). Haan-Gruiten: Europa-Lehrmittel.

➢ Bieslalski, H., Grimm, P. & Nowitzki-Grimm, S. (2015). *Taschenatlas Ernährung* (6. Aufl.). Stuttgart: Thieme.

➢ Brehme, U., Hahn, A., Laube, H., Leitzmann, C., Michel, P., Müller, C., Triebel, T. (2009). *Ernährung in Prävention und Therapie: Ein Lehrbuch* (3.Aufl.). Stuttgart: Hippokrates Verlag.

➢ Elmadfa, I., Leitzmann, C. (2015). *Ernährung des Menschen* (5. Aufl.). Stuttgart: Eugen Ulmer KG.

➢ Englert, H., Siebert, S. (Hrsg.). (2016). *Vegane Ernährung*. Bern: Utb.

➢ Friebertshäuser, B., Langer A., Prengel, A. (Hrsg.). (2013). *Handbuch. Qualitative Forschungsmethoden in der Erziehungswissenschaft* (4. Aufl.). Weinheim Basel: Beltz Juventa.

➢ Gätjen, E., Keller, M. (2017). *Vegane Ernährung: Schwangerschaft, Stillzeit und Beikost. Mutter und Kind gut versorgt*. Stuttgart: Eugen Ulmer KG.

➢ Heseker, H. (2020). Nutrition Hub – Neues aus der Startup-Welt. Ernährungstrends 2020 by ErnährungsexpertInnen. *Ernährungsumschau, Forschung & Praxis*, 10.

➢ Koeder, C. (2014). *Veganismus: Für die Befreiung der Tiere* (1. Aufl.). Ellwangen: Christian Koeder.

➢ Koerber, K. v., Männle, T., & Leitzmann, C. (2012). *Vollwert-Ernährung: Konzeption einer zeitgemäßen und nachhaltigen Ernährung* (11. Aufl.). Stuttgart: Karl F. Haug Verlag.

➢ Körner, U., Rösch, R. (2014). *Ernährungsberatung in Schwangerschaft und Stillzeit* (3. Aufl.). Stuttgart: Hippokrates Verlag.

➢ Leitzmann, C. (2018). *Veganismus: Grundlagen, Vorteile, Risiken* (Originalausgabe). München: C.H. Beck.

➤ Leitzmann, C., Keller, M. (2020). *Vegetarische und vegane Ernährung* (4. Aufl.). Stuttgart: Eugen Ulmer KG.

➤ Pirker, M. (2019). *Vegane Ernährung während der Schwangerschaft und der ersten Lebensjahre: Welche Auswirkungen hat eine vegane Lebensweise auf Mütter und Kinder?*. München: Science Factory.

➤ Schmidt, E., Schmidt. N. (2018). *Vitalstoffe gezielt einsetzen. Heilen mit Vitaminen, Mineralstoffen, Aminosäuren, Fettsäuren, Spurenelementen und Pflanzenbegleitstoffen* (2. Aufl.). Darmstadt: Schirner Verlag.

➤ Schlieper, C. A. (2017). *Grundfragen der Ernährung* (22. Aufl.). Hamburg: Handwerk und Technik.

➤ Schmiedel, V. (2019). *Vitamine, Mineralstoffe und Spurenelemente: Ernährung, Diagnostik und Nährstofftherapie* (3. Aufl.). Stuttgart: George Thieme Verlag.

➤ Wormer, E., J. (2017). *Vitamin B$_{12}$: Die unterschätzte, aber lebenswichtige Funktion des >>Wohlfühl-Vitamins<<* (1. Aufl.). Rottenburg: Kopp Verlag.

Internetquellen

➤ Albert Schweitzer Stiftung für unsere Mitwelt. Vegan gesund, Verfügbar unter: https://albert-schweitzer-stiftung.de/themen/vegan-gesund. Zugriff am [26.07.2020].

➤ Bachelor Print. Leitfadeninterview für die Bachelorarbeit – Beispiele & Ablauf, Verfügbar unter https://www.bachelorprint.de/forschung/leitfadeninterview/#1588687179476-90528804-5cd9. Zugriff am [02.08.2020].

➤ Bundesinstitut für Risikobewertung, Ratschläge für die ärztliche Praxis. (2014), Verfügbar unter: https://mobil.bfr.bund.de/cm/350/jod-folat-folsaeure-und-schwangerschaft.pdf. Zugriff am [17.07.2020].

➤ DGE aktuell. Presseinformation der Deutschen Gesellschaft für Ernährung e.V.: Vegane Ernährung – DGE rät zu Nährstoffpräparaten und qualifizierter

Beratung (12.04.2016), Verfügbar unter: https://www.dge.de/uploads/media/DGE-Pressemeldung-aktuell-04-2016-vegane-Ernaehrung_01.pdf. Zugriff am [25.07.2020].

➢ Deutsche Gesellschaft für Ernährung e.V. Calcium (06.2013), Verfügbar unter: https://www.dge.de/wissenschaft/referenzwerte/calcium/. Zugriff am [21.07.2020].

➢ Deutsche Gesellschaft für Ernährung e.V. Vitamin B_6 (2020), Verfügbar unter: https://www.dge.de/wissenschaft/referenzwerte/vitamin-b6/. Zugriff am [18.07.2020].

➢ Deutsche Gesellschaft für Ernährung e.V. Vitamin B_{12} (22.01.2019), Verfügbar unter: https://www.dge.de/wissenschaft/referenzwerte/vitamin-b12/. Zugriff am [19.07.2020].

➢ Deutsche Gesellschaft für Ernährung. (12.04.2016). Position der Deutschen Gesellschaft für Ernährung - Vegane Ernährung, Verfügbar unter: https://www.dge.de/index.php?id=515. Zugriff am [25.07.2020].

➢ Ernährungskommission der Österreichischen Gesellschaft für Kinder- und Jugendheilkunde. Sicherheit und Risiken vegetarischer und veganer Ernährung in Schwangerschaft, Stillzeit und den ersten Lebensjahren: Stellungnahme der Ernährungskommission der Österreichischen Gesellschaft für Kinder- und Jugendheilkunde zu Sicherheit und Risiken bei unterschiedlichen Formen vegetarischer und veganer Ernährung der Mutter in Schwangerschaft und Stillzeit und bei Säuglingen und Kleinkindern (12.10.2018), Verfügbar unter: https://www.paediatrie.at/images/Referatsleiter/Referat_Ernaehrungskommission/plank2018_article_sicherheitundrisikenvegetarisc.pdf. Zugriff am [24.07.2020].

➢ Folatversorgung in Deutschland (2016), Verfügbar unter https://www.rki.de/DE/Content/Gesundheitsmonitoring/Gesundheitsberichterstattung/GBEDownloadsJ/FactSheets/JoHM_2016_02_ernaehrung2.pdf?__blob=publicationFile. Zugriff am [09.07.2020].

- Österreichische Gesellschaft für Ernährung. Vegane Ernährung (2020), Verfügbar unter: *https://www.oege.at/index.php/bildung-information/ernaehrung-von-a-z/2075-vegane-ernaehrung.* Zugriff am [25.07.2020].

- ProVegan. (2020). Vegan: Die Gesündeste Ernährung und ihre Auswirkungen auf Klima und Umwelt, Tier- und Menschenrechte, Verfügbar unter: https://www.provegan.info/de/infothek/zitate/zitat-albert-einstein-1/. Zugriff am [27.07.2020].

- Proveg International. Vegan-Trend: Zahlen und Fakten zum Veggie-Markt (11.01.2019), Verfügbar unter: *https://proveg.com/de/pflanzlicher-lebens-stil/vegan-trend-zahlen-und-fakten-zum-veggie-markt/.* Zugriff am [20.07.2020].

- Vegane Ernährung für Mutter und Kind. Aus der kostenlosen ecodemy e-Book-Reihe, Verfügbar unter: https://ecodemy.de/?media_dl=76872&utm_source=klick-tipp&utm_medium=email&utm_campaign=add-on-mk&utm_content=email-1. Zugriff am [01.08.2020].

Transkriptionsregeln

Universität Flensburg: Qualitative Forschungsprojekte (Faltermaier, 2002)
Institut für Psychologie

1. **Wörtliche** Transkription: möglichst nahe und authentische Übertragung des gesprochenen Worts in einen verschrifteten Text!! (auch sprachliche oder grammatikalische Fehler übernehmen); Grundprinzip: Gesagtes genau übertragen und möglichst nicht deuten, die Interpretation erfolgt in der systematischen Auswertung des schriftlichen Textes.

2. **Interpunktion**: Möglichst grammatikalisch richtig und nahe am Gesagten: Komma nach sprachlichem Einschnitt, Punkt nach Abschluss eines Gedankens, Fragezeichen und Ausrufezeichen nach entsprechend gesprochener und betonter Aussage, Anführungzeichen bei zitierter wörtlicher Rede.

3. **Vertraulichkeit**: Alle Daten und Informationen müssen zum Datenschutz **absolut und streng vertraulich** gehalten werden! Die Tonbänder und Unterlagen sind nach Übergabe unter Verschluss zu halten und nach der Transkription unverzüglich an die Projektleitung zurückzugeben (vgl. unterschriebene Datenschutzerklärung).

4. **Format**: Übersichtliches und großzügiges Format! Zeilenabstand: 1,5; neue Zeile nach jedem Sprecherwechsel; links *Zeilennummern* einfügen und bis Ende durchnummerieren;

5. **Sprecher**: I = Interviewer/in; B=Befragte(r); Abkürzungen für weitere Sprecher.

6. **Sprecherwechsel:** Neue Zeile bei eindeutigem Sprecherwechsel! Bei kurzen Zwischenkommentaren eines Sprechers in einen längeren Sprechtext des anderen Sprechers kann auch ein Einschub in Klammern erfolgen, etwa: ... (I: Ja, ich verstehe!)

7. **Anonymisierung**: Alle genannten Personennamen verschlüsseln! (z.B. Frau B. und Herr C.) Alle Ortsnamen verschlüsseln! (z.B. durch Buchstaben, eventuell in Klammern eine Erläuterung, wenn für Sinn wichtig)

8. **Pausen**: *kurze* Pausen durch: ... (jeder Punkt ca. 1 Sekunde), *längere* Pausen durch (Pause, x Sekunden)

9. **Nonverbale Äußerungen**: auffällige, nur akustisch hörbare, aber für den Sinn wesentliche Äußerungen (Lachen, Weinen, energisch, zweifelnd, etc.) direkt hinter dem Wort oder der Passage in Klammern ergänzen.

10. **Satzabbruch:** Wird ein begonnener Satz eindeutig abgebrochen und ein neuer begonnen, dann soll das abgebrochene Satzende durch -- gekennzeichnet werden.

11. **Deutsche Hochsprache und Dialektausdrücke**: Der Text sollte zur besseren Lesbarkeit in hochdeutscher Sprache wiedergegeben werden; nur wenn Dialektausdrücke nicht oder nur sinnverzerrend übersetzbar sind, dann diesen Ausdruck übernehmen und – falls bekannt – in Klammern die Übersetzung in Hochdeutsch liefern.

12. Kommunikative Füllwörter k (z.B. ähh, mh) oder Zuhörerbekräftigungen werden dargestellt

Interviews

Expertin A

Interviewer (I):   XY

Befragte (B):   K.W. (Diätassistentin)

Datum der Aufnahme: 10.07.2020

I: So, ähm die erste Frage, habe ich jetzt so formuliert. Die DGE, also Deutsche Gesellschaft für Ernährung, ist der Meinung, dass eine vegane Ernährung für Schwangere, Stillende Säuglinge und Kleinkinder nicht geeignet ist, da diese Form der Ernährung die ausreichende Versorgung mit Nährstoffen nicht gewährleisten kann, während die Academy of Nutrition and Dietetics (ADA 2009) diese Ernährungsform eher positiv betrachtet. Laut ADA ist eine vegane Ernährung machbar, die gut geplant sei, denn sie ist gesund und bedarfsgerecht. So, Sie haben jetzt einmal die Position der DGE, die dagegen ist (B: mmh), und dann gibt es die Position von der ADA die eher dafürspricht. Ich würde einmal gerne wissen wie Sie dazu stehen.

B: Ich vertrete eher die Funk-- die Meinung der DGE, allerdings nicht, ich sag mal, sicherlich kann man beides betrachtet, weil die DGE hat insofern Recht, weil gerade das Vitamin B_{12} und das fehlt, dann kommt es zu Gedeihstörungen und zu Mangelerscheinungen und die haben auch dann in der Entwicklung und Intelligenz 'n Rücklauf, gerade so ein Neugeborener. Und ähm Vitamin B_{12} ist allerdings bevor es dazu zu Mangelerscheinungen kommt, das sehe ich bei anderen Patienten bei uns auch dauert das vier bis fünf Jahre bis es richtig zu Mangelerscheinungen kommen kann und dann sind die auch groß die Mangelerscheinungen. Man kann das auch natürlich spritzen, das B_{12} Vitamin, das machen ja auch viele Veganer, aber ähm, ich seh das eigentlich so, wenn ich mir was spritzen muss, dann kann das ja irgendwie nicht richtig sein, wenn ich das nicht normal über die Ernährung irgendwie geregelt kriege. Und auf der anderen Seite, wenn jemand das wirklich richtig beherrscht und ähm weiß wie die Blutwerte sind, ähm will ich das jetzt gar nicht absprechen, dass das nicht auch funktionieren kann sich in der Schwangerschaft vegan zu ernähren. Ich habe jetzt gerade eine Nichte, die hat noch vier Wochen, dann kriegt sie ihr Kind, die ernährt sich überwiegend fleischarm, also eher selten, und Folsäuren Eisen musste sie ab dem 7. Monat zusätzlich nehmen obwohl die sich vegetarisch ernährt aber ab und zu dann doch Fleisch isst und trotzdem hat sie einen Eisenmangel und nimmt auch Folsäure zusätzlich. (I. Mmmh). Ja und das wäre jetzt nicht passiert, wenn sie regelmäßiger mal geguckt hätte was sie isst und ähm dann hätte sie das jetzt vielleicht nicht gebraucht, mit dem Eisen. Auf der anderen Seite, wenn und das spreche ich einfach vielen ab das sie es wissen, dass sie sich so informieren und sich so ernähren, dass es funktioniert. Ich denke es funktioniert, aber es setzt voraus, dass es man wirklich dann ich sag mal ein Seminar zum Thema vegane Ernährung in der Schwangerschaft wirklich mal ein, zwei Wochen mal mitgemacht hat, damit man weiß wie man sich über neun Monate wirklich ernähren sollte und das stelle ich einfach mal in Frage, dass das viele so nicht machen würden.

I: Und da wo sie von ihrer Nichte berichtet haben, hat man bei ihr oder ihrem Kind äh irgendwelche Folgen beobachten können oder—

B: Das jetzt nicht, aber ich sag mal so der Stichtag ist jetzt der 31.7. also das ist jetzt nicht mehr lange hin und sie hat dann wohl gemerkt, dass sie müde ist und das sie sich kaputt fühlt. Eisenmangel näh, das macht 'n Eisenmangel und das ist natürlich für das Immunsystem auch nicht gut, wenn der Spiegel so niedrig ist und man schneller erkältet. Und ähm (...) da muss man eben einfach schauen, also das ist-- ich will's gar nicht in Abrede halten ich bin auch nicht unbedingt der Meinung das sie da Recht hat, aber ich finde es sehr sehr schwierig die Umsetzung zu hundert Prozent umzusetzen und das ausgehend davon, dass ich mir das vorstellen würde. Dann müsste man schon einen Fachmann an seiner Seite haben, der einen an die Hand nimmt und sagt das das und das darf man und das über die ganze Schwangerschaft hindurch. Und das ist das was die DGE eigentlich damit auch ausdrücken möchte will indirekt. Die trauen es der Bevölkerung nicht zu, dass sie das hinkriegen. Das meinen sie aber eigentlich damit, in dem sie es so schreiben.

I: Ja, eine Frage hätte ich noch zu dem B_{12}. Ähm, Sie haben ja Spritzen als eine Alternative angesprochen, gibt es andere Alternativen zu Spritzen?

B: Es gibt natürlich auch, ich denke mal Hafer ist ja Vitamin B_{12}-haltig, man könnte ja durch Vollkornprodukte auch B_{12} aufnehmen, aber ähm die Vitamin B_{12}-Spritzen, die kosten nichts die Spritzen, die sind ja harmlos und die geben wir ganz oft auch Patienten die keinen Magen mehr haben, weil Vitamin B_{12} wird in der Magenwand gebildet, durch den Intrinsic Faktor und wenn der Vitamin B_{12}-Spiegel sinkt und das ist denke ich mal bei meiner Nichte auch gewesen, dann sinkt auch der Eisenspiegel. Denn Vitamin B_{12} braucht das Eisen und hat es das-- und ist der Spiegel niedrig, dann kann auch das was wir an pflanzlichem Eisen aufnehmen mit der Nahrung schlechter resorbiert werden. Da ist die Resorptionsrate schlechter und deswegen braucht man auch beides, weil das ergänzt sich oft und da würde es dann eventuell Probleme geben und das würde dann auch dauerhaft das Immunsystem schwächen.

I: Werden diese Spritzen von der Krankenkasse übernommen oder gibt es Ausnahmen?

B: Nein, es wird nur bei Patienten verschrieben die zum Beispiel gastrektomiert, das heißt, keinen Magen mehr haben, weil die haben diese Magenwand nicht wo das Vitamin B_{12} gebildet wird, die kriegen das über Rezept aber ansonsten sind die Spritzen kostenpflichtig, nen Euro, das ist jetzt nicht wirklich teuer.

I: Kommt es zu der Entscheidung, sich während der SS vegan zu ernähren, wie läuft eine qualifizierte Beratung ab?

B: Man hat die Möglichkeit, dass man sich zum Beispiel über den VDD ins Internet einlädt, die Postleitzahl eingibt und schaut wo in seinem nächsten Umfeld qualifizierte Diättherapien beratend gemacht werden kann. Da kann man sich auch einen Fachmann, einen Profi, suchen. Das geht, das wird zum Teil auch von den Krankenkassen getragen, bis zu 5-7 Beratungen werden in der Regel auch von den Krankenkassen übernommen. Ich würde das nur empfehlen in Begleitung einer erfahrenen Diätassistentin die einen begleitet und einem beim Essen auf die Finger schaut ob da man da wirklich keine Mangelerscheinungen bekommt. Alleine würde ich das einem nicht empfehlen.

I: Und können Sie auch sagen wie regelmäßig, es zu einem Treffen zwischen Klient und Arzt kommt?

B: Wenn Sie die vegane Ernährung anbelangt, dann ein Arzt gar nicht, weil Mediziner nicht die richtigen Ansprechpartner sind, sollte man an dieser Stelle nicht ansprechen, weil Ärzte haben während ihres Medizinstudiums nicht eine Sekunde zum Thema Ernährung-- das kommt im Medizinstudium nicht vor. Die wären nicht die richtigen Ansprechpartner.

I: Dann können wir auch schon zu der nächsten Frage kommen. Welche Nährstoffpräparate zur Versorgung der kritischen Nährstoffe werden verschrieben und inwiefern können diese eine Gefahr für das Kind darstellen, bezogen auf die Dosierung?

B: Ich kann jetzt nur als Diätassistentin antworten, ich bin ja kein Pharmakologe, ich weiß es jetzt nur vom Eisen, dass der richtige Zeitpunkt der Einnahme, ähm wie er im

Beipackzettel steht absolut wichtig ist. Eisenpräparate können eben auf den Magen schlagen und Magenbeschwerden auslösen, gerade auch bei einer Schwangeren, weil der Bauch, wenn der größer wird drückt auf den Magen und kommt oft das, dass ihnen die Magensäure hoch kommt bei Schwangeren. Und das heißt man muss schon genau gucken ähm welche Nährstoffe verordnet werden, weil eine Überdosierung zum Beispiel an Eisen kann sich auch negativ auswirken, weil sich auch in der Leber einlagern kann. Deswegen sollte man Präparate immer morgen nach Blutabnahme einnehmen, dass man weiß wie ist mein Blutbild, wo hab ich einen Mangel und dann gezielt auf nur die, den Zeitpunkt einnehmen wenn ein Mangel besteht. Das heißt man sollte auch nach einer gewissen Zeit überprüfen habe ich überhaupt noch einen Mangel und dann auch gezielt diese Präparate wieder absetzen und die wirklich nach Vorschrift nehmen sonst wirken die oft nicht richtig und machen Probleme. Das wäre so das was ich dazu sagen würde, gerade was Eisen angeht. Ich denke Vitamin B_{12} darf man auch nicht überdosieren, man sollte schon wissen ob man n Vitamin B_{12}-Mangel hat. Ich hab schon mal jemanden gesehen der eine Überdosierung hatte und dem ging es wirklich schlecht, also körperlich (I: Mmh) Deswegen muss man da wirklich auspassen, weil man denkt oft Mineralstoffpräparate wie Folsäure, Calcium, Zink, Eisen, alles was so problematisch ist, man kann das einfach so schlucken. Nein! Man sollte das wirklich wissen, habe ich einen Bedarf habe ich einen Mangel, sonst sollte man das auf keinen Fall nehmen.

I: Es wird ja auch oft gesagt ein bestehender Folsäuremangel oft einen B_{12}-Mangel maskieren kann.

B: Ja genau und deswegen sollte man das mit dem Hausarzt oder dem Frauenarzt klären da ist es wichtig, ich sag mal, die Schwangere schon weiß, was will ich untersuchen lassen, weil die Frauenärztin weiß wenn es hoch kommt, nicht genau welche Werte sie dann kontrollieren lassen muss, was ist bei Veganern wichtig ist. Das weiß die gegebenenfalls nicht. Das heißt man schon mit der Vorgabe hinkommen, bei meinem Hausarzt auch, ich möchte gerne das und das untersuchen lassen, dann verdreht er zwar schon die Augen wenn ich das vorgebe, aber die machen das dann auch. Das wäre ja kein Problem, da könnte man Gefahr laufen. Deswegen ist ein Profi anhand der Ernährungsberatung wichtig, das die nochmal einem auf einen Zettel schreibt wenn sie zur Frauenärztin gehen, wie die Werte bei ihnen sind. Folsäure macht die Ärztin, Eisen vielleicht auch noch aber ob sie alle anderen Calcium und alle andere Werte kontrollieren, würde ich mal mit einem Fragezeichen sehen.

I: Und wie sieht es bei einer Überdosierung von Jod aus, könnte das auch gravierende Auswirkungen auf das Kind haben?

B: Also wie die Auswirkungen da sind, weiß ich nicht. Ich weiß nur das eine Überdosierung aufjedenfall immer schädigend könnte. Auch Calcium, also es kann zu Calciumchloridfaktoren kommen und zu Herzschädigungen kommen. Ich würde da immer vorsichtig sein, nicht einfach-- weil das machen ja ganz viele. Multivitaminpräparate und diese gerade in der Schwangerschaft. Nein. Ich würde selbst nur was nehmen, wenn ich weiß, dass ich einen Mangel habe.

I: Dann würde ich zur vierten Frage kommen. Laut Studien haben Veganer ein geringeres Risiko für Bluthochdruck, Herzkrankheiten und auch ein geringeres Risiko an Diabetes Typ-2 zu erkranken wohingegen sie meist eine geringere Aufnahme verschiedener Nährstoffe aufweisen können. Das ist ja das was wir auch bis jetzt besprochen haben. Können Sie dem zustimmen oder beziehungsweise wie stehen Sie dazu?

B: Auf jeden Fall positiv, weil ähm man nicht damit rechnen muss, dass man jetzt eine Erhöhung der Cholesterinwerte zu erwarten hat, weil man eben einfach mehr pflanzliche-- weil pflanzliche Lebensmittel kein Cholesterin zum Beispiel enthalten. Also es ist in vielen Bereichen auf jeden Fall zum Vorteil, ob es ähm den Joddrucksenkend wirkt, das hängt ja auch ein wenig davon ab ob und wie salzig man isst. Vegane Kost kann sehr salzig sein, besonders haben Fertigprodukte von ich sag mal „Rügenwalder Mühle", die veganes Hackfleisch auf Sojabasis haben und Soja ist ziemlich geschmacksneutral und um das zu essen damit es nach was schmeckt, ist da in der Regel relativ viel Salz drin. Deswegen muss man das klären ob das mit dem Salz wirklich 'n Unterschied ist zu den anderen Ernährungsformen aber ansonsten ist in weiten Teilen vegane Ernährung sicherlich deutlich, oft deutlich gesünder als die die jeden Tag Fleisch essen.

I: Und da Sie von Soja erzählt haben, wie stehen Sie zu den ganzen Sojaprodukten oder zu Soja generell?

B: Zu den Sojaprodukten stehe ich sehr kritisch, weil es kommt ein bisschen darauf an woher das Soja kommt. Wenn ich mich vegan ernähre würde, würde ich mir Soja Natur kaufen. Ich würde es selber verarbeiten, ich würde jetzt kein-- ich finde es schon fragwürdig wenn ein Veganer eine vegane Bratwurst isst. Diese Bezeichnung. (I: Widerspruch in Widerspruch hmm?) Widerspruch in Widerspruch, das finde ich auch.

Vegane Würstchen oder veganes Hackfleisch äh das will ich dann als Veganer auch gar nicht so betitelt haben ähm und dann ist es so, die Emulgatoren, Geschmacksverstärker und was da alles drin ist würde ich so nicht essen wollen. Ich würde mir dann lieber Soja oder Tofu Natur kaufen und das selber verarbeiten (I: mmh). Das würde ich so nicht machen wollen. Aber das ist genau das was viele ja auch oft machen, selbst hier in-- findet man in den Regalen Sachen, die Zutatenlisten sind da teilweise sehr lang und man bezahlt viel Geld dafür und dann steht da noch ähm vermeintlich gesund, dass man also wirklich genau hingucken muss was man kauft. Je länger die Zutatenliste ist, je weniger ist das kaufbar. Und das denk ich wird oft auch übersehen, weil wir in Supermärkten-- Man kommt um Tofu, Soja nicht immer drum rum, weil in der Schwangerschaft zum Beispiel vermehrt Hülsenfrüchte zu essen mehr bläht und arbeitet. Es kann sein, dass Schwangere das nicht unbedingt vertragen, hab ich allerdings auch keine Erfahrungen zu. Aber ansonsten muss man gucken, kommt es aus Amerika, das Soja in Monokultur, wo kommt es her. Das wäre mir dann schon wichtig, wäre mir dann auch wichtig. Also nicht nur zu sagen ich ernähre mich vegan sondern es muss auch umweltfreundlich sein (I: Herkunft, Verarbeitung, Transport) Ja genau, also das wäre mir gerade als Veganerin wichtig, weil also nicht nur als Veganerin sondern auch einfach persönlich wichtig dass man da 'n Blick drauf hat das kriegen die bei uns in der Schulung auch immer erzählt (I: mmh).

I: Wie wird ein Ernährungsplan für vegane Schwangere zusammengesetzt und wie lange wird er in der Regel umgesetzt? Inwiefern ist ein solcher plan individuell angepasst?

B: Ähm ich kann jetzt nur meine Meinung wiedergeben, weil ich das noch nie so gemacht habe, aber normalerweise muss man sich vegan ja--wenn man schwanger wird ist man ja vorher schon vegan und man wird nicht erst vegan wenn man schwanger ist. (I: mmh; zustimmend) Das heißt man muss mit Bekanntwerden der Schwangerschaft erstmal überprüfen wie sehen meine Werte aus, schade ich damit auch nicht meinem Kind. Und da muss natürlich diese Begleitung das man das richtig macht mit einem Plan die ganze Schwangerschaft durchgemacht werden. Sicherlich kann man nach der Schwangerschaft nochmal überlegen wenn man es nicht jeden Tag genau macht ist es sicherlich nicht so problematisch. Aber eigentlich gilt für Veganer nicht nur während der Schwangerschaft und man muss natürlich so ein bisschen gucken äh wie die Folsäure, und welche Nährstoffe brauche ich mehr in der Schwangerschaft und dass ich da noch mehr aufpasse. Deswegen man dann mit der Frauenärztin absprechen, dass man da äh keine Mangelerscheinungen entwickelt, weil der Bedarf einfach höher ist in der Schwangerschaft. Also das wären so meine Fragen die ich dann hätte und ähm da müsste man eigentlich die ganze Zeit ja gucken-- würde ich jedenfalls machen um mein Kind nicht in Gefahr zu bringen.

I: Es gibt ja die Ernährungspyramide und dann auch die vegane Ernährungspyramide. Wie sieht die praktische Umsetzung der veganen Ernährungspyramide in Wirklichkeit aus?

B: Also ich denke mal, eher malhaft, weil äh die meisten sich äh diese Pyramide wenn sie Veganer sind erst gar nicht betrachten. Man muss dazu sich wirklich mit Veganern unterhalten, weil das Ernährungsfachwissen bei vielen Laien doch im Alltag ziemlich schlecht ist. Also viele wissen die einfachsten Sachen nicht und ähm da denke ich das äh wenn man denen das vorführt, so müsste das aussehen, man müsste denen das zeigen, dann und--dann kommt es auch darauf an wie weit lasse ich mich darauf ein, wie sehr will ich das auch, dass das auch vernünftig läuft und äh ich stelle dass das genau in Frage und das ist das was die DGE ja nicht öffentlich sagen kann aber in Endeffekt auch in Frage stellt. Auf der anderen Seite, ich hab schon Veganer ge-troffen, die wirklich alles richtig machen, die sicherlich genau mit dieser Pyramide auch verfahren und wenn man dann auch ein Blutbild--ich hatte mal einen Veganer, der das schon 30 Jahre macht und der hatte auch keine Mangelerscheinungen. Der hat wirklich alles richtiggemacht, aber der hatte auch die Compliance von der Intelli-genz her vom Kopf her--soweit man aber irgendwelche Einschränkungen hat, auch während der Schwangerschaft bestimmte Sachen nicht darf oder kann auch aus an-deren Gründen, dann geht das mit der veganen Ernährung nicht mehr. Deswegen das mit der Pyramide, ich weiß nicht ob Veganer sich diese Pyramide überhaupt an-schauen.

I: Haben Sie persönliche Erfahrungen oder Patienten gehabt, die komplett von dieser Pyramide abgewichen sind?

B: Ja hatte ich auch, überwiegend überwiegend erlebt. Also ich will nicht sagen, dass es nur solche sind aber alle die meinen auch sich vegan ernähren sollen-- ich hab auch manche davon abgebracht, weil sie einfach zu krank sind und sich vegan zu ernähren, weil das gerne ja auch bei Krebspatienten äh empfohlen wird. Wenn sie den ganzen Magen weghaben, können sie sich nicht vegan ernähren, das funktioniert nicht. Ich denke mal, dass die Pyramiden, ich weiß nicht ob die sich überhaupt jemand anguckt.

I: Ich denke auch, dass es mehr zur Vermittlung und Veranschaulichen dient, in der Schule vielleicht wo alles so farbig ist, gerade in der Schule. Für eine bessere Darstellung, aber Umsetzung--

B: Aber es sehen und denn umsetzen, ist ja auch zweierlei, nä. Ich sehe das sehr sehr skeptisch, weil ähm es gibt, es gab hier mal einen Heilpraktiker. Der hat also Familien gehabt, die Kinder, Kleinstkinder und die wollten sich alle komplett vegan ernähren und wollten Hilfe haben. Er sagte dann, ihre Kinder sind ein und zwei Jahre. Entweder sie gehen hier gleich raus oder ich zeige sie wegen Körperverletzung an. Wegen der veganen Ernährung bei den kleinen Kindern, weil die das nicht umgesetzt haben. Die Kinder sahen total mangelernährt aus und haben einfach nur vegan und nichts von dem eigentlich was wichtig ist, umgesetzt. Er hat schon beim ersten Blick gesehen, alle total mangelernährt und hat gesagt, das kann ich nicht zu lassen. Ich zeige sie an wegen Körperverletzung.

I: Vorallem Kinder, die befinden sich ja in einer ständigen Wachstumsphase.

B: Ich finde, dass man Kleinstkinder nicht vegan ernähren sollte, wenn die nachher groß genug gewachsen sind, müssen die es selber entscheiden und sagen, ich will das, es ist ne andere Hausmarke, dann ist es denke ich okay. Aber wenn sie es nicht selber entscheiden können, würde ich das solange sie es nicht selber können, würde ich das jetzt nicht befürworten.

I: Es gibt ja die hochdiskutierten kritischen Nährstoffe, Zink, Eisen, Jod, Magnesium ja eher weniger, weil man das ja gut ausgleichen kann und B_{12} natürlich. Ist B_{12} ihrer Meinung nach der kritischste Nährstoff?

B: Ja auf jeden Fall, ich würde am kritischsten mit einstufen das Vitamin B_{12}. Was auch sehr kritisch ist, ist Calcium. Weil das krieg ich live mit, dass es im Normalfall schon bei Fleischessern oder bei Menschen die Milchprodukte essen nicht gedeckt wird. Dafür habe ich auch seit 10 Jahren immer wieder Analysewerte, die werten das essen auch und da ist Fleisch und alles mit drin, weil --sonst kommen wir nicht auf diese 1000 Milligramm. Es ist ganz schwer zu erreichen und das würde ich auch sehr kritisch sehen. Vitamin D, was jeder hat, Vitamin D Mangel, wenn sie sich Sonnenschutzfaktor zum Beispiel 30 rauf packen und in die Sonne gehen, nehmen sie Vitamin D gar nicht auf. Und wenn sie das Vitamin D nicht haben auch kein Calcium auf--wir kontrollieren Vitamin D regelmäßig und hat fast jeder. Man kann ne ganze Menge mit Ölen machen (I: Leinöl) Öle und Nüsse passen ja eben sehr gut, aber damit kennen sich auch viele gar nicht aus, zudem sind Leinöl, Distelöl, Sesamöl oder Hanföl nicht billige Öle. Aber Rapsöl ist das was am meisten empfohlen wird, es müssen nicht immer die teuersten Öle sein, aber wenn man die Öle zum Beispiel erhitzt ähm bauen sich die guten Fettsäuren in gesättigte in schlechte Fettsäuren ab, in Transfettsäuren ab und äh verlieren deutlich an Qualität. Deswegen muss das Fett hinterher aufs Essen rauf, oder alternativ hocherhitzbares Olivenöl zum Beispiel.

Expertin B

Interviewer (I):   XY

Befragte (B):   Dr. T. B. (Oberärztin für Geburtshilfe)

Datum der Aufnahme: 20.07.2020

I: Ähmm. genau also die erste Frage. Ähh die DGE also Deutsche Gesellschaft für Ernährung ist der Meinung, dass eine vegane Ernährung für Schwangere, Stillende, Säuglinge und Kleinkinder nicht geeignet ist, ähh weil diese Form der Ernährung die ausreichende Versorgung mit Nährstoffen bei diesen Gruppen nicht gewährleisten kann(.) während die Academy of Nutrition and Dietetics also (ADA 2009) diese Ernährungsform eher positiv sieht. Und äh laut ADA wäre eine vegane Ernährung, die gut geplant sei, gesund und bedarfsgerecht. So dann würde ich gerne einmal wissen, wie Sie dazu stehen.

B: Ja, also grundsätzlich ähmm bin ich der Meinung, dass Frauen die sich vegan ernähren, das ist ja kein Zufall, dass sie das tun, sondern dahinter steht in der Regel ja eine ähh umfangreiche Information, die machen sich Gedanken, äh die haben politische, persönliche Gründe um das zu tun und das sind in der Regel sehr sehr gut informierte Frauen. Ähmm von daher bin ich der Meinung, dass wenn das solche gut informierten Frauen sind, die sich auch ärztlich untersuchen lassen und vielleicht auch einer Blutuntersuchung zustimmen, sodass Mangelzustände erkannt und behoben werden können. Dann seh ich da tatsächlich wwenig Schwierigkeiten, 'nd ich bin der Meinung man kann das verantworten, dass sich die eine Frau in der Schwangerschaft vegan ernährt. Ich glaube es ist möglich alle Nährstoffe zu bekommen, ähmm aber das ist natürlich eine Herausforderung und die Frau muss unheimlich äh wie gesagt gut informiert sein und gut mitmachen und sie muss eigentlich auch zustimmen, dass es kontrolliert wird ob alles in Ordnung ist.

I: Alles klar ähmm zweite Frage lautet äh, kommt es zu der Entscheidung, sich während der Schwangerschaft vegan zu ernähren, äh, wie läuft eine qualifizierte Beratung ab und wie regelmäßig treffen sich denn Klient und Arzt?

B: Ja das kann ich leider eben nicht beantworten, weil ich eben nicht ähmmm (...) jetzt tatsächlich äh die Frauen hinsichtlich ihrer Ernährungssituation berate. Ähm also würde sich jetzt eine Schwangere in einem relativ frühen Stadium mit mir besprechen und sagen ich möchte oder ich ernähre mich vegan, äh meine Frauenärztin lehnt das ab und findet das deswegen ähh doof deswegen will sie mich in dieser Hinsicht nicht beraten. Dann würde ich diese Patienten bitten, mit ihrem Hausarzt zu besprechen ob einmal im Monat ne Blutkontrolle stattfinden kann. Ich würde nachfragen ob sie Vitamin B-Präparate einnimmt, ähm aber die Dosis äh da bräuchte ich eben entsprechend Laborwerte für (I: mhm), die dürfte sie mir dann auch vorlegen, dann müsste ich mich aber tatsächlich auch belesen das ist jetzt so selten, dass wir vegane Schwangere hier entbinden, das kommt vielleicht zweimal im Jahr vor. (I: Schon selten). (B: Ist selten).

I: Genau, die nächste Frage wäre dann, was für Nährstoffpräparate zur Versorgung der kritischen Nährstoffe verschrieben werden.

B: Ja also insbesondere äh besteht ja die Gefahr eines Vitamin B-Mangels, da muss man ja tatsächlich äh -- der ist ja eben in Eiern, Fischen und Ähnlichem enthalten und ähm natürlich gibt es auch Getreidesorten oder ähh (..) Hülsenfrüchte, die Vitamin B enthalten, ähm, aber soweit ich weiß ist tatsächlich die Empfehlung auch eindeutig, dass man eben dort einen Ausgleich schafft und ich bin auch der Meinung, dass es möglicherweise schwierig ist, sich genügend eiweiß äh haltig zu ernähren. Nächstes Problem was ja auch Vegetarierinnen betrifft, ist eben die Eisenversorgung ähmm da müssten möglicherweise Präparate eingenommen werden, wenn die.. orale Aufnahme eben nicht ausreichend ist über die Nahrung.

I: Mhm, und inwiefern können diese eine Gefahr für das Kind darstellen? Also bezogen auf die Dosierung.

B: Ähmm also pff (holt tief Luft): Das halte ich für unwahrscheinlich, dass es da zu einer Überdosierung kommt muss ich ehrlicherweise sagen, denn äh in der Regel sind ja die Nieren und Leber sehr gute insuffiziente Ausscheidungsorgane und alles was überflüssig ist scheiden die aus also zumindest bei Magnesium- und Kalziumpräparaten kann man keine Überdosierung vornehmen bei Eisen ist mir das auch nicht bekannt, ähm wie das bei B, Vitamin B-Präparaten ist das müsste ich halt tatsächlich nachlesen ich glaub nicht dass man -- also ich ich bin der Meinung das wird genauso abgebaut (I: Mhm), über die Leber oder über die Niere und da kommt es nicht zu ner Schädigung des Kindes durch ne Überdosierung (I: Mhmm). (B: ähmmm ja).

I: Eine kleine Frage hätte ich noch dazu (B: Ja.) Wie kritisch sehen Sie Selen in der Schwangerschaft?

B: Jaa also das ist ja immer, Selen ist für mich tatsächlich 'n Spurenelement, dem sehr viel Wunder so ne Heilkräfte ähh zugeschrieben werden. Ähm das wird ja auch in der Krebstherapie ähhh (...) additiv dazu gegeben und ähm da setzen sehr viele Menschen sehr viel Hoffnung in ein sehr kleines Spurenelement ähh wo ich mich manchmal frage (lacht) ob dieses Spurenelement diesen Hoffnungen gerecht werden kann. Also grundsätzlich ist es so natürlich ein Selenmangel sofern es den dann gibt und dieser biochemisch erfassbar ist äh das den kann man dann bestimmt auch ausgleichen und man kann bestimmt auch Selen einnehmen wenn man denkt das einem das hilft aber ehm ich sach mal so die Ernährung ähm beziehungsweise die Empfehlung für ähm die ähmm Zugabe von ähmm Nahrungssupplementen ist ja relativ eindeutig in Gegenden wie unserer ist es ebenso dass äh Fluor ähm (schnipst 2 Mal) na ähm, Folsäure und ähm eben gegebenfalls Eisen plus Jod ähm eingenommen werden sollen wobei das Fluor streiche ich jetzt wieder ich meinte eigentlich Jod.

I: Und Zink?

B: Zink gehört soweit ich weiß nicht zu den Empfehlungen ähmm, das es ähm allen Schwangeren gegeben werden sollen, aber jetzt sind wir eben bei den Spurenelementen das sind eben Zink, das ist Selen. Ähm da kann es natürlich schon sein, dass ähmm... dass man das auch irgendwie noch austarieren kann. Auch da bin ich der Meinung, das ist unwahrscheinlich, dass man sich jetzt vergiftet in dem man da irgendwie das überdosiert (I: mhm) (B: also)

I: Ähhm genau, die vierte Frage wäre dann, laut Studien haben Veganer ein geringeres Risiko für Bluthochdruck, Herzkrankheiten und auch an Diabetes Typ 2 zu erkranken, äh wohingegen sie meist eine geringere Aufnahme verschiedener Nährstoffe aufweisen äh können Sie dem zustimmen und wie stehen Sie dazu?

B: Also ähm ist ja vollkommen logisch ja, wir reden ja hier über Frauen die sich äh unheimlich viele Gedanken über ihre Ernährung machen, die sind ja nicht vegan weil sie ausschließlich von Pommes leben sondern die sind ja vegan weil sie eben ähm meistens stehen ja wie gesagt weltanschauliche oder politische ähh.. oder gesundheitliche Überlegungen dahinter. Sie meinen ja, dass es gesünder und besser für sie und ihre Umwelt sei und ähm den Ansatz finde ich grundsätzlich ja gut, dass man sich Gedanken über seine Ernährung macht und dass man eben auch überlegt ähm wie wirkt sich diese nicht nur auf sich selbst sondern eben auch auf die Umwelt aus ähmm. Das sind natürlich in der Regel Frauen die so bewusst durchs Leben gehen ehm sind natürlich in der Regel auch Frauen, die sonst auf sich achten und sich dann bestimmt auch nicht mit Zigaretten vergiften wollen oder eben mit äh äh Fastfood oder äh das sind vielleicht auch Frauen, die sportlich aktiv sind ähm und insgesamt auf ihr

Wohlbefinden achten und auch vielleicht auch aktiv Stressreduktion betreiben und so weiter. Das ist schon klar dass solche Frauen natürlich einen gesünderen Lebensstil grundsätzlich aufweisen als ähh der Durchschnitt der Bevölkerung. Ähmmm... wie gesagt das mit der mhm es ist sicherlich schwierig alle Nährstoffe zusammenzukriegen, ich denke aber wenn man sich entsprechend mit der Thematik befasst sollte das gelingen. Man sollte mit der Nahrung keine Religion machen. Aber ähm es schadet schon nicht sich zu überlegen wo kommen die Nahrungsmittel her und was machen die mit uns und was für Auswirkungen hat es wenn sich alle so ernähren würden wie man selber auch tut.

I: Die letzte Frage wäre dann ähh.. wie ein Ernährungsplan für vegane Schwangere zusammengesetzt wird und wie lange er in der Regel umgesetzt wird und inwiefern so ein Plan individuell angepasst wird.

B: Pff, das ist zu speziell für mich, das da kann ich leider keine Angaben zu machen.
I: Alles gut, dann äh die letzte Frage würde sich auf die vegane Ernährungspyramide beziehen, ähh also wie Sie wissen von unten nach oben Flüssigkeiten, Obst, Gemüse Getreide, Kartoffeln, Nüsse, Samen, Öle, Fette, Salz und ganz oben Süßes und Alkohol.

B: Okay ja, aber Alkohol ist für Schwangere jetzt nicht so geeignet!

I: Jaa, also das ist halt mehr so oben was man ja vermeiden soll. Wie sieht die praktische Umsetzung dieser Pyramide in Wirklichkeit aus?

B: Das weiß ich natürlich auch nicht, ich meine ich ähm, ähmmm... Oder oder meinen Sie jetzt also nicht auf vegane Ernährung bezogen, sondern so bei bei Menschen an sich die ähh schwanger sind und sich gesund ernähren wollen oder?
I: Äh mehr auf schwangere Vegane.

B: Achso ne, das kann ich wie gesagt ich meine ich seh vielleicht zwei Stück im Jahr. Zwei von Tausend und wenn die unter der Geburt sind haben die natürlich andere Probleme als sich mit mir darüber zu unterhalten, dass sie sagen mhmm ich glaub ich hab gestern bisschen wenig Obst gegessen (lacht) bisschen viel Süßigkeiten (lacht) aber ähm das ähh ja wie gesagt also die Frage ist zu speziell, (I: zu speziell), da kann ich leider nichts zu sagen.

Expertin C

Interviewer (I):   XY

Befragte (B):   L. T. (Ernährungsberaterin)

Datum der Aufnahme: 22.07.2020

I: Die DGE ist der Meinung, dass eine vegane Ernährung für Schwangere, Stillende, Säuglinge und Kleinkinder nicht geeignet ist, äh da diese Form der Ernährung die ausreichende Versorgung mit Nährstoffen bei diesen Gruppen nicht gewährleisten kann, während die Academy of Nutrition and Dietetics (ADA 2009) diese Ernährungsform eher positiv sieht. Und laut ADA wäre eine vegane Ernährung die gut geplant sei, gesund und bedarfsgerecht. Ich würde jetzt gerne einmal wissen wollen wie Sie überhaupt zu diesem Statement stehen.

B: Ja, also prinzipiell stimme ich der DGE schon zu, es ist einfach ähh egal aus welchen Gründen dann jetzt auch bestimmte Lebensmittelgruppen verzichten werden wegen veganer Ernährung wegen Allergien oder Sonstiges besteht halt ein stärkeres Risiko einer Unterversorgung, wenn man manche Lebensmittelgruppen meidet. Und ähmm die von Ihnen zitierte Studie war ja aus Amerika geh ich von aus (I: Mhm) ähmm, da muss man immer find ich vorsichtig sein sozusagen, weil die ganzen Empfehlungen über Länder gemacht sind von der sie kommen, und zum Beispiel die Lebensmittel in Amerika sehr schön ja angereichert sind als in Deutschland mit verschiedenen Nährstoffen. Da sind auch Säfte angereichert und Ähnliches, was es in Deutschland in dem Umfang nicht gibt und zum Teil auch gar nicht erlaubt ist in dem Umfang. Und deswegen ähmm finde ich halt schon, dass man da auf jeden Fall aufpassen muss. Ähm Vitamin B_{12} kann man einfach nicht in der veganen Ernährung ähm ausreichend zuführen durch Lebensmittel. Da ist auf jeden Fall eine Supplementation nötig und bei den anderen Sachen ist es eben so man muss fest planen, unzwar stark und es ist eben die Frage ob ähmm was die Betreffenen tun in diesem Umfang also, da geht ein großes Lebensmittelwissen auf, ähm vorausgesetzter Warenkunde und eben auch wirklich sich die Mahlzeiten genau zu planen dass man eben auch auf sein Eiweiß kommt, sein Eisen, Kalzium ähm Vitamin ähm B_2, die Omega-3-Fettsäuren, Vitamin D ähm und das bedarf eben einer großen Planung und eigentlich sag ich mal wenn man es wirklich richtig gut machen will dann kann man keinen anderen Lebensinhalt haben, dann muss jede Mahlzeit ähm oder das komplett durchgeplant sein und ist halt die Frage ob es einem das Wert ist ähm den Betreffenen. Ich denke es ist, die die es wirklich machen wollen, die machen es auch ob mit oder ohne Hilfe (lacht) ähm und ich denk dass da eben ist die Aufgabe von der Bera--, Ernährungsberatung oder im klinischen Kontext dann die Betroffenen eben zu beraten wie sie das Essen möglich machen können und eben auch gegebenenfalls Supplemente ähm zu ja empfehlen oder das sie das noch nehmen.

I: Kommt es zu der Entscheidung sich während der Schwangerschaft vegan zu ernähren, wie läuft eine qualifizierte Beratung ab und wie regelmäßig sollten sich Klient und Arzt dabei treffen?

B: Ähmm wie das abläuft? Also erstmal muss natürlich (lacht) der Betroffene irgendwie, die Betroffene zum Berater kommen und das ist die Frage mit eben der Austragsklärung was genau will die Betroffene und ähmm man muss davon ausgehen das eben die ähm Nährstoff ähmm--zufuhr ähm genau optimiert wird, dann wird zum Beispiel ähm ein 24-Stunden oder Ernährungsprotokoll Ausgangsbasis auf deren man schauen kann, was ist ähm was ist zu optimieren, dann sind natürlich auch die Laborberichte ähm eben wo bestimmte Nährstoff ähm- stoffe denn konsumiert werden ähm inwieweit da auch ähm Interventionsbedarf besteht. Und wenn das möglich ist könnte man eben auch die Veganerin über eben zur Wahl stellen oder sie darauf aufmerksam machen dass vielleicht eine vegetarische Ernährung während der Schwangerschaft ähm nicht, also um vieles einfacher macht. (...) Über alles viel Gedanken machen muss ähm ich weiß zum Beispiel auch von Hollywood Stars, die das denn gemacht haben, ich glaub es war ... die gesagt hat, während der Schwangerschaft ernährt sie sich vegetarisch obwohl sie eigentlich Veganerin ist, für das Wohl ihres Kindes und ähm da ist ja eben je nach Beweggrund der Klienten ist denn natürlich unterschiedlich wie weit ähm sie darauf eingeht und ob sie sich das ähm überlegt sozusagen. Ähm wie häufig äh ähm, ich hab selber ja noch keine Beratung gemacht also ist halt die Frage wie viel Interventionsbedarf besteht wenn quasi eigentlich alle ähm Nährstoffe äh ganz gut sind weil sich die Veganerin schon sehr lange so ernährt und oder ähm schon geübt ist sozusagen oder weil sie vielleicht auch grad erst damit angefangen hat, denn sind auch natürlich viele ähm Speicher noch da ähm da muss man dann eben individuell schauen wie häufig Interventions- ähm oder wie häufig man sich trefft, trifft. Und das natürlich auch die Frage wie viele Fragen die ähm die Klienten hat ähm das ist ja ganz unterschiedlich ähm was da eben auch an Fragen oder vielleicht auch an an anderen ähm Erkrankungen oder Ähnlichen Problemstellen sag ich mal noch vorhanden ist

I: Meine nächste Frage wäre dann, was für Nährstoffpräparate zur Versorgung der kritischen Nährstoffe verschrieben werden und inwiefern diese eine Gefahr für das Kind darstellen können (bezogen auf die Dosierung).

B: Ja, also ich verschreibe erstmal gar nichts. Das dürfen ja nur die Ärzte und das ist dann auch in dem Bereich der Ärzte. Ähm wir können dann wenn denn schon zu Nahrungsergänzungsmitteln. Wenn natürlich aber ein Mangel vorliegt, ist es nicht die Aufgabe der Beratung, sondern der Ernährungsberatung, sondern des Arztes das ähm das betreffende Präparat zu verschreiben auch in welcher Dosierung ähm und ähm also was bevor man eben eigentlich ab also denn eben was eben vielleicht Aufgabe der Ernährungsberatung sein kann ist zu schauen ob denn auch nicht andere Präparate eingenommen werden. Nahrungsergänzungsmittel, die man vielleicht in der Apotheke oder Drogerie gekauft hat ähm dass man da einfach schaut das ähm das ähm das eben nicht zu viel wird und auch wirklich nur ähm ich mein Folsäure, Jod und Vitamin D und Omega-3 werden ja auch so empfohlen auch den nicht-veganen Schwangeren in einer gewissen Umfang, aber wenn natürlich Mangel besteht äh da muss natürlich der Arzt auch in der entsprechenden Dosis denn ähm nachschauen. Es kommt auch bei also zum Beispiel bei ähm, ja also ich denke die größte Gefahr besteht, wenn man halt mehrere Kombipräparate miteinander kombiniert. Ähm das denn da zu viel ist obwohl man sagen muss natürlich bei den wasserlöslichen Vitaminen ähm, da muss man schon echt hochdosieren das da--ähm sonst ich denk ich hatte das diese Fra--(lacht) äh diese Kombination nachher nicht, aber ähm ich würd sagen dass eben auch die Schwangere denn halt merkt, Vitamin ähm Überversorgung äußert sich zum Beispiel durch Müdigkeit. Abgeschlagenheit ist natürlich in der Schwangerschaft schwierig (...) ähm aber eigentlich ist es der Aufgabe des Arztes weil eben auch der Ernährungsberaterin also das eben auch der Arzt schaut, was wurde eingenommen an Präparaten das eben diese Überdosierung gar nicht erst zustande kommt.

B: Wie kritisch sehen Sie Selen als Mineralstoff in der Schwangerschaft?
I: (Lacht) habe ich ehrlich gesagt keine Meinung zu (lacht). Äh also ähm ja (..) also es kommt halt echt auf die Betroffene an, wie lange sie sich schon so ernährt, was sie sonst noch so isst. Es gibt ja auch veg--, ich mein Oreos sind auch vegan äh wenn man sich dann nur von sowas ernährt (lacht) ähm das ist ja sehr unterschiedlich ähm wie diese Ernährungsweise umgesetzt werden kann.

I: Laut Studien haben Veganer ein geringeres Risiko für Bluthochdruck, Herzkrankheiten und an Diabetes Typ 2 zu erkranken, wohingegen sie meist eine geringere Aufnahme verschiedener Nährstoffe aufweisen. Können Sie dem zustimmen oder wie stehen Sie dazu?

B: Also ich denke, natürlich hat die vegane Ernährungsweise in dem Sinne Vorzüge, dass sie halt mehr ballaststoffhaltige Lebensmittel wie Obst, Gemüse und Vollkorngetreide im Normalfall und--im Normalfall konsumiert werden. Dadurch kommen ja auch die protektiven Effekte, die sie gerade genannt haben, zustande. Es ist ja keine Ernährungsweise perfekt, also natürlich sekundäre Pflanzenstoffe, Ballaststoffe sind auch gut und wichtig für den Körper. Ähm ist jetzt aber grad die Frage, natürlich gibt's in der Fall einer Schwangeren ähm zu wenig Ballaststoffe wenn keine (lacht) äh oder wenig Auswirkung auf das Neugeborene haben während jetzt zum Beispiel natürlich ein Vitamin B_{12}-Mangel schon echt krasse ähm Auswirkungen auf das Nervensystem auch haben kann vom Kind. Ähm und ähm dadurch muss es halt natürlich jeder für sich wissen selber abwiegen ähm. Letztendlich kann man die Leute ja eh nicht, müssen ja selber, sich das ja selber umsetzen ähm aber es gibt (..) es besteht ja auch kein ähm das man eben sagt , den hohen Gemüse- und Obst äh Gemüsekonsum und von bösen Früchten dem kann auf jeden Fall wie der Rest der Bevölkerung abschneiden sag ich mal, ähm genau also es hat halt Vor- und Nachteile und ich denk aber dass eben in der Schwangerschaft, gerade in der Schwangerschaft eben auch die Nachteile und die langfristigen Folgen für das Ungeborene halt ähm sag ich mal, die wichtigere Komponente ist als jetzt in der Zukunft Schutz gegen Herzerkrankungen ähm muss dann jeder für sich selbst abwiegen sozusagen.

I: Wie wird denn überhaupt ein Ernährungsplan für Schwangere Vegane zusammengesetzt und wie lange wird er in der Regel umgesetzt? Und inwiefern ist ein solcher Plan individuell angepasst?

B: Also eh wie gesagt, ich hab bisher noch keine Individualberatung für Schwangere Vegane Schwangere gemacht, ähm einen reinen Essensplan würd ich persönlich nicht ausstellen. Es gibt zum Beispiel die Gießener vegane Ernährungspyramide, ich weiß nicht ob sie die kennen. Ähm das anhand dieser eben den der Veganerin klar ist, was worauf sie achten muss bei ihrer Ernährung. Es gibt da auch zum Beispiel einen ausformulierten 2-Wochenform ähm, der ist in der Ernährungsumschau mal erschienen im Zuge mit der veganen Ernährungspyramide. Ehm das würde ich auf jeden Fall zum Beispiel als Ausgangspunkt machen oder eben man nimmt das Ernährungsprotokoll ähm und schaut wie man da zum Beispiel mehr Hülsenfrüchte für das fürn Eiweiß, Samen und Nüsse und Ähnliches noch weiter einbauen kann. Ähm mit dem auf jeden Fall was es ist. Und eben einen reinen Ernährungsplan würde ich nicht erstellen, man kann es einfach nicht umsetzen auf Dauer. Weil letztendlich muss sich die Schwangere konstant so ernähren. In der Stillzeit wird das Problem jeder nicht, da hat sie ja auch noch n viel höheren Kalorien- und Nährstoffbedarf mehr als in der Schwangerschaft ähm, einen 2-Wochenplan aufzustellen, den sie denn in Dauerschleife bis äh bis Ende der Stillzeit durchgehen soll ist äh nicht wirklich machbar (lacht). Und es muss ja auch was sein was im Alltag umsetzbar ist. Ähm das einfach eben anhand der Ernährungspyramide ähm, dass man da einfach eben Anregung geben kann und vielleicht Sachen anreichern kann ähm mit gewissen Nährstoffen und eben auch schaut was denn eben überhaupt Mangel- oder Risikonährstoffe sind für Betroffene. Das ist ja auch bei jedem ganz unterschiedlich was ähm wie sich das--oder eben auch wie, wie gesagt wie vegane Ernährung ist auch ein breites Spektrum wie man das umsetzen kann. Genau.

I: Ich komme dann auch schon zur letzten Frage, die haben sie glaub ich schon so n bisschen beantwortet. Die wäre nämlich wie die praktische Umsetzung der veganen Ernährungspyramide in Wirklichkeit überhaupt aussieht. Ich mein, man hat das immer so schön bildlich in Büchern und Literatur, ja, aber wie sieht überhaupt die praktische Umsetzung dessen aus? Also man hat ja die von unten nach oben die Flüssigkeiten, Obst Gemüse, Getreide, Nüsse, Samen und ganz oben hat man ja die Süßigkeiten, die man ja dann eher so zur Spitze hin vermeiden soll oder weniger zu sich nehmen soll. B: Ja. I.: Wird das denn wirklich auch so umgesetzt wie das vermittelt wird?

B: Kann ich nicht sagen, weil ich aber es ist einfach sag ich mal in dem was ich so mitkrieg auch mit es ist einfach bei jedem sehr unterschiedlich wie es umgesetzt ist , es kommt auch auf die Beweggründe darauf an. Wenn jemand das natürlich auch sag ich mal aus rein gesundheitlichen Gründen weil ähm ist das natürlich vielleicht denn aber mal andere Sachen als die sag ich mal die sag ich mal rein (..) ähm oder auch welche, die das einfach nur als Trend irgendwie in der Zeitung gelesen haben oder weil ihre Freunde das auch machen ähm und ich hab eben aus dem Bekanntenkreis oder so die sich denn bei den Partnerinnen vegan ernähren und sich dann erstmal nur von Hafernflocken und Sojamilch ernährt haben weil sie gar nicht wussten was vegan eigentlich ist. Ehm also da gibt ein breites Spektrum und das muss eben, deswegen ist die individuelle Beratung oder ähm eben so wichtig eigentlich, weil man das eben nicht so pauschal sagen kann ähm, ich glaub die die sich wirklich sag ich das mal aus ... machen haben sich hoffentlich auch mit der Thematik auseinandergesetzt und wissen worauf sie achten müssen aber es ist ja bei Weitem nicht bei jedem so und eben die Beweggründe und wie man dazu kam ist ja bei jedem unterschiedlich. Und ja. Also da ich weiß noch bei uns im, ich hab im Klinikum in Karlsruhe gearbeitet hab, haben wir für Veganer gekocht in der Küche. Und da wars so, dass wir ähm in der Frauen- oder Kinderklinik also Schwangerenwochenbettstation angefordert wurde denn, haben wir gesagt dass ein denn Arzt unterschreiben muss, das er dafür die Hand ins Feuer legt. (I: Mhmm) B: Ähm weil wir eben auch gerade im Krankenhaus keine bedarfsgerechte Ernährung einfach machen können, da haben wir nicht genug Hülsenfrüchte und Ähnliches ähm, ähm kann man nicht genug mitversorgen und ich äh ist sehr unterschiedlich. Und, ich weiß nicht, ich kann jetzt nicht vom persönlichen Grund im Krankenhaus es wird kurz auch eben ne vegane Ernährung gern mal als ähm Verschleierung für ne Essstörung sag ich mal vorgeschoben und als Vorwand und ich denk das, ja, also kann man sagen, individuelle Beratung ist deswegen wichtig dass sie individuell ist ähm das es wirklich auch umsetzbar ist und das es wirklich auch denen was bringt weil zum Beispiel ein reiner Essensplan vielleicht überhaupt nicht möglich ist ähm oder die Sachen werden ähm werden nicht gegessen, werden nicht gemocht. Dann bringt der Hilfeplan nix wenn es nicht gemacht wird.

I: Alles klar, dann würde ich mich bei Ihnen herzlich bedanken für das ausführliche Interview.

Interview D

Interviewer (I):   XY
Befragte (B):   L. S. (Laiin)
Datum der Aufnahme: 01.08.2020

I: Soweit ich weiß hast du dich während deiner gesamten Schwangerschaft vegan ernährt, wie ist es überhaupt zu dieser Entscheidung gekommen?

B: Ich bin seitdem ich fünf bin vegetarisch und seitdem ich so zehn ähm oder elf bin, auch vegan. Und in den letzten zehn Jahren schon eher komplett vegan, also strikt. Davor war es so, ab und zu habe ich mal einen Joghurt gegessen oder mal einen Tzatziki oder so, aber jetzt gar nicht mehr. Ähm, wie es dazu kam, als ich fünf war habe ich gesehen wie 'n Hase geschlachtet wurde in Marokko und hab seitdem aufgehört Fleisch zu essen. Und äh durch weitere Aktivismus ähm bin ich dann auch vegan geworden.

I: Hast du einen Nährstoffmangel, wenn ja welchen?

B: Während der Schwangerschaft hatte ich äh einmal einen Eisenmangel, also der 0,1% runterlag. Da habe ich einfach so einen veganen Eisensaft getrunken und dann ging es auch wieder und 'n B_{12}-Mangel, der aber nicht so gravierend ist.

I: Gab es Komplikationen bei der Geburt?

B: Ich hatte sechszehn Stunden Wehen, dann gabs n Geburtsstillstand. Grund dafür war die Größe von dem Kind. Also sie war einfach zu groß, dass sie nicht durchgepasst hat. War auch knapp viereinhalb Kilo und 56 cm groß.

I: Hast du während der Schwangerschaft supplementiert bzw supplementierst du derzeit? Wenn ja, was? Und bekommt dein Kind auch Supplemente?

B: Also die Blutwerte sind jetzt alle komplett in Ordnung, deswegen nehmen wir auch keine Supplements. Ähm so ab und zu äh nehm ich mal ne B_{12}-Tablette, aber auch nicht regelmäßig. Und äh die Kinder nehmen gar keine Supplements, beziehungsweise nur D_{12}, äh ne Vitamin D.

I: Welche Vorbereitungen wurden getroffen bzw wie hast du dich informiert? Hattest du einen Arzt oder Ärztin die dich dabei unterstützt hat?

B: Es gibt äh es gibt Gynäkologinnen, die sich weigern vegane äh Schwangere zu betreuen. Ähm ist mir nicht passiert, hab denen einfach gesagt, so ich bin, ich bin gesund und so bin ich äh so will ich auch weiterleben und dass ich mich da jetzt nicht irgendwie ähm umstelle nur weil ein Arzt das behauptet, da es ungesund sei. Unterstützt hat mich äh meine Partnerin und die Hebamme, und dann irgendwann auch die Ärztin, als sie gesehen hat, dass die Blutwerte in Ordnung waren.

I: Hast du regelmäßig Blut abgegeben während der Schwangerschaft beziehungsweise warst du in starker Kooperation oder eher weniger?

B: Also ich hab ähm gerne und mehr äh Behandlungen bei der Hebamme gemacht, weil das ein Geburtshaus war als jetzt bei der Frauärztin. Bei der Frauenärztin habe ich das gemacht was notwendig war. Und ich glaub das war zweimal Blut abnehmen (hustet). Also wenn ich musste hab ich es auch gemacht, also schon kooperativ.

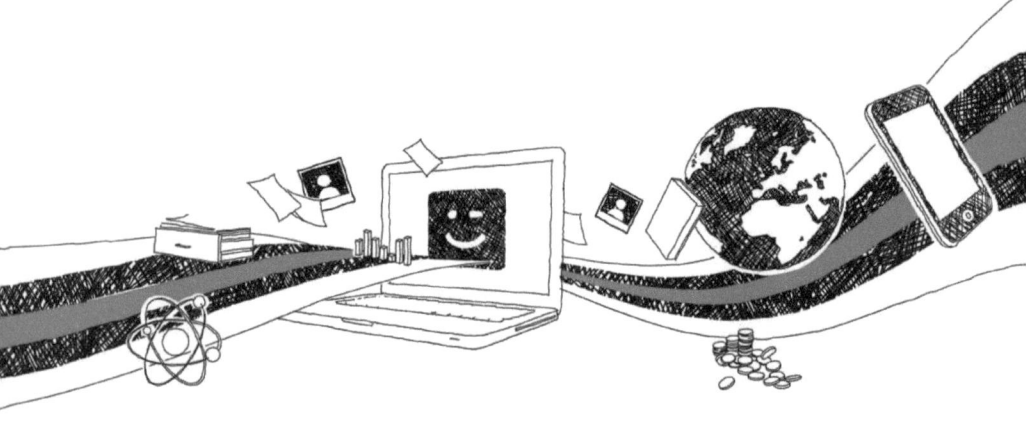
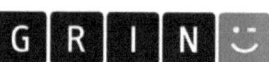